Phytotherapie in der Urologie
Heinz Schilcher

Ein Service von DR. KADE für Studium und Fortbildung

Phytotherapie in der Urologie

Heinz Schilcher

Unter Mitarbeit von Andrea Wülker

28 Farbabbildungen, 11 Tabellen

Mit Hinweisen auf die Monographien der Kommission E
und 29 Original-Monographien

Hippokrates Verlag Stuttgart

Die Deutsche Bibliothek – CIP-Einheitsaufnahme

Schilcher, Heinz:
Phytotherapie in der Urologie / Heinz Schilcher. Unter Mitarb.
von Andrea Wülker. – Stuttgart : Hippokrates-Verl., 1992
ISBN 3-7773-1048-4

Anschrift des Verfassers:

Univ.-Prof. Dr. Heinz Schilcher
Freie Universität Berlin
Institut für Pharmazeutische Biologie
Königin-Luise-Straße 2 und 4
1000 Berlin 33

Dr. med. Andrea Wülker
Rebweg 8
7990 Friedrichshafen 1

Wichtiger Hinweis

Wie jede Wissenschaft ist die Medizin ständigen Entwicklungen unterworfen. Forschung und klinische Erfahrung erweitern unsere Erkenntnisse, insbesondere was Behandlung und medikamentöse Therapie anbelangt. Soweit in diesem Werk eine Dosierung oder eine Applikation erwähnt wird, darf der Leser zwar darauf vertrauen, daß Autoren, Herausgeber und Verlag große Sorgfalt darauf verwandt haben, daß diese Angabe dem wissenschaftlichen Erkenntnisstand bei Fertigstellung des Werkes entspricht.
Für Angaben über Dosierungsanweisungen und Applikationsformen kann vom Verlag jedoch keine Gewähr übernommen werden. Jeder Benutzer ist angehalten, durch sorgfältige Prüfung der Beipackzettel der verwendeten Präparate und gegebenenfalls nach Konsultation eines Spezialisten, festzustellen, ob die dort gegebene Empfehlung für Dosierungen oder die Beachtung von Kontraindikationen gegenüber der Angabe in diesem Buch abweicht. Eine solche Prüfung ist besonders wichtig bei selten verwendeten Präparaten oder solchen, die neu auf den Markt gebracht worden sind. Jede Dosierung oder Applikation erfolgt auf eigene Verantwortung des Verordners. Autoren und Verlag appellieren an jeden Anwender, ihm etwa auffallende Ungenauigkeiten dem Verlag mitzuteilen.
Geschützte Warennamen (Warenzeichen) werden nicht besonders kenntlich gemacht. Aus dem Fehlen eines solchen Hinweises kann also nicht geschlossen werden, daß es sich um einen freien Warennamen handele.

ISBN 3-7773-1048-4

Die Abbildung der delta-7-Storolglykosidformel auf dem Umschlag wurde von Prof. Dr. *Höltje*, FU-Berlin zur Verfügung gestellt. Alle weiteren Abbildungen stammen vom Autor.

Printed in Germany 1992
Satz und Druck: Sommer GmbH, Feuchtwangen
Grundschrift: 9.5/10 Times (System Hell – Linotype)

Inhaltsverzeichnis

Miktionsbeeinflussende Mittel zur Behandlung der Reizblase

Miktionsbeeinflussende Mittel zur Behandlung der benignen Prostatahyperplasie (BPH) und der Prostatopathie

Urolithiasismittel

Anhang

Geleitwort

Die Phytotherapie, d.h. die Behandlung von Erkrankungen mit pflanzlichen Arzneimitteln wird heute zunehmend häufiger diskutiert bzw. praktiziert. Die Hinwendung von Patienten und Ärzten zu dieser Modalität der »besonderen Therapierichtungen« hat zweifellos viele Gründe, basiert aber sicher nicht zuletzt auf dem wieder modernen Postulat »Zurück zur Natur«, wobei die Erinnerung an die wirksamen alten Hausmittel ebenso eine große Rolle spielt, wie die Vorstellung von wenig Nebenwirkungen und geringen Kosten.
Hinzu kommt, daß für eine Anzahl von Drogen bzw. Drogenbestandteilen wissenschaftlich gut gesicherte Ergebnisse bezüglich Effektivität und Nebenwirkungen bei kurz- und langfristiger Anwendung vorliegen. Da unstrittig ist, daß mit der Anwendung sogenannter Naturheilmittel prinzipiell die gleichen Gefahren und Risiken verbunden sind wie mit dem Gebrauch synthetisch hergestellter Arzneimittel, ist es von größter Bedeutung, Gesichertes zu erfahren und auch zu erkennen, bei welchen Pflanzen, Pflanzenteilen oder Pflanzenbestandteilen in unbearbeitetem und bearbeitetem Zustand noch nicht ausreichend gesicherte Erkenntnisse vorliegen.
Dieses Wissen ist für die Studenten im Rahmen der Prüfung im Fachgebiet »Naturheilverfahren« ebenso wichtig wie für Ärzte verschiedenster Fachrichtungen. Zu erwerben sind diese Kenntnisse durch das Studium der von der Kommission E beim Bundesgesundheitsamt (BGA) erarbeiteten Monographien oder einschlägiger Fachliteratur.
Erleichtert wird dies durch fachbezogene Darstellungen, wie es H. Schilcher mit dem 1991 herausgegebenen Buch »Phytotherapie in der Kinderheilkunde« dokumentiert hat.
Das von ihm vorgelegte Buch »Phythotherapie in der Urologie« besticht durch klar systematisierte Kapitel über Aquaretika, Harnwegsdesinfizienzien sowie Mittel zur Behandlung von Reizblase, Prostatopathien und Urolithiasis, gestützt auf die große Erfahrung des Autors, Literatur und die komplett mit abgedruckten einschlägigen Monographien des BGA.
Dieses Produkt eines dankenswerten Engagements wird Studenten und interessierten Ärzten gleichermaßen von Nutzen sein und ich wünsche dem Buch eine gute Resonanz.

Univ.-Prof.
Dr. med. Winfried Vahlensieck
Dir. d. Urologischen Univ.-Klinik, Bonn

Vorwort

Die moderne Phytotherapie versteht sich heute nach Meinung zahlreicher Autoren sowie mehrerer Ärzteverbände nicht als *»alternative« Medizin*, sondern als Teilgebiet der sogenannten naturwissenschaftlich orientierten »Schulmedizin«. Im Gegensatz zu der »Kräuterheilkunde« im volksmedizinischen Sinn, die sich mit der bloßen Weitergabe überkommener Anwendungen begnügt, möchte die moderne Phytotherapie Indikationsansprüche durch Studien und Prüfungen wissenschaftlich absichern und untermauern.
Es ist daher sehr zu begrüßen, daß die Phytotherapie im Rahmen der »Naturheilverfahren« offizielles Fach im Medizinstudium mit Prüfungsverpflichtung geworden ist. Mit den Grundlagen der Pflanzenheilkunde sollte sich jeder angehende Arzt bereits während des Studiums auseinandersetzen, besonders wenn man bedenkt, daß einige Krankheitsbilder nahezu nur phytotherapeutisch behandelt werden können, da zur Zeit keine andere medikamentöse Therapie zur Verfügung steht.
Das vorliegende Buch möchte einen *Überblick* über die in der Urologie am häufigsten angewandten Arzneipflanzen geben. Es wendet sich an Medizinstudenten, die sich auf den zweiten Abschnitt der ärztlichen Prüfung vorbereiten, sowie an praktizierende Urologen und Allgemeinmediziner.
In den Pflanzenbeschreibungen finden sich Informationen über Stammpflanzen mit Familie, Vorkommen, verwendete Pflanzenteile, Hauptinhaltsstoffe und Darreichungsformen. Die Punkte »Anwendungsgebiete« und »Dosierung« orientieren sich an den Angaben der Kommission E beim BGA, falls eine Monographie der genannten Droge vorliegt. Im Anhang sind die jeweils im Bundesanzeiger veröffentlichten Drogenmonographien mit ihrem kompletten Originaltext abgedruckt. Den praktizierenden Arzt dürften die Hinweise zur ärztlichen Verordnung und auf geeignete Fertigpräparate besonders interessieren. Wirkungen, Indikationen und Kontraindikationen der in der Urologie eingesetzten Arzneipflanzen sind ausführlich beschrieben.
Ich hoffe, daß dieses Buch mit seiner didaktisch orientierten Gliederung als Lernhilfe für den Studenten und als Nachschlagewerk für den praktizierenden Arzt seinen Zweck erfüllt.
Frau Dr. med. ANDREA WÜLKER danke ich für ihre Mitarbeit bei der Abfassung des Manuskriptes.
Beim Hippokrates Verlag bedanke ich mich für die Möglichkeit, eine rund 15jährige wissenschaftliche Beschäftigung mit pflanzlichen Urologika in ein kleines Lehr- und Handbuch umsetzen zu können, sowie für die konstruktiven Vorschläge zur Konzeption des Buches.
Bei Herrn Prof. Dr. med. W. VAHLENSIECK bedanke ich mich ganz herzlich für das Geleitwort.

Berlin, Sommer 1992 *Heinz Schilcher*

Allgemeine Einführung und Übersicht

Außer in der Akut- und Notfallmedizin kann die Phytotherapie grundsätzlich bei allen Erkrankungen angewandt werden. Hauptindikationsgebiete sind jedoch *chronische Erkrankungen* und *funktionell bedingte Störungen.* Von daher wird verständlich, daß sich insbesondere der Arzt in der Praxis mit den Möglichkeiten und Grenzen der Phytotherapie befassen muß, hat er doch ein ganz anderes Patientengut zu betreuen als sein Kollege in der Klinik. Während der Kliniker akute, meist organische Erkrankungen zu behandeln hat, wird der Praktiker sehr häufig mit chronischen Leiden, funktionellen Störungen und psychosomatischen Erkrankungen konfrontiert. Für diese Erkrankungen eignet sich die Phytotherapie als Teilmaßnahme ganzheitlicher Therapiestrategien bestens. Häufig genügt bei diesen Krankheitsbildern die Anwendung eines sogenannten »Mite«-Phytopharmakons, das keine oder nur geringfügige Nebenwirkungen zeigt, wodurch eine gute Patienten-Compliance gewährleistet ist.

Pflanzliche Arzneimittel weisen eine komplexe Zusammensetzung und damit ein breites pharmakodynamisches Spektrum und unterschiedliche therapeutische Effekte auf. Dadurch sind eine symptomatische und oft eine kausale Therapie nebeneinander möglich (z.B. Immunmodulation). Wer pflanzliche Arzneimittel erfolgreich einsetzen möchte, muß aber auch ihre *Grenzen* kennen. So darf die Wirksamkeit bestimmter Phytopharmaka (z.B. bei bakteriellen Entzündungen, bei Hypertonie, in der Onkologie usw.) keinesfalls überschätzt werden. Phytopharmaka können Antibiotika nicht ersetzen (!), sie stellen jedoch bei bestimmten Infektionskrankheiten wertvolle Adjuvanzien dar. Eine weitere Grundvoraussetzung für eine erfolgreiche Phytotherapie sind pflanzliche Arzneimittel von hoher pharmazeutischer Qualität, da auch für Phytopharmaka Dosis-Wirkungs-Beziehungen gelten. Auch der Nutzen von Kombinationspräparaten mit bis zu 20 niedrig dosierten Einzelbestandteilen ist äußerst fragwürdig. Kombinationspräparate mit wenigen Kombinationspartnern können umgekehrt eine sinnvolle und effektive Phytotherapie ermöglichen (*4*).

Eine besondere Rolle spielen die Arzneipflanzen in der Urologie: Ein Großteil der in der »Roten Liste« aufgeführten Urologika gehört zu den Phytopharmaka. Man teilt die pflanzlichen Urologika in *Aquaretika, Harnwegsdesinfizienzien, miktionsbeeinflussende Mittel* und *Urolithiasismittel* ein. Die pflanzlichen **Aquaretika** (früher »Diuretika«) führen zu einer vermehrten Harnausscheidung (Wasserdiurese) und kommen damit bei bakteriellen und entzündlichen Erkrankungen des Harntrakts in Frage. Renale oder kardiale Ödeme oder eine arterielle Hypertonie können damit nicht behandelt werden. **Harnwegsdesinfizienzien** haben eine antibakterielle (bakterizide/bakteriostatische), jedoch *keine* aquaretische Wirkung. Sie dienen als Adjuvanzien bei Infektionen mit Problemkeimen, als alleinige Therapie werden sie bei chronischen Zuständen nach Pyelonephritis, Ureteritis und Urethritis verabreicht.

Eine *Kombination* aus einem Harnwegsdesinfiziens und einem Aquaretikum ist sinnvoll: der aquaretische und der bakteriostatische/bakterizide Effekt ergänzen sich. Rund die Hälfte der in der »Roten Liste« aufgenommenen Urologika sind Kombinationen aus aquaretischen und desinfizierenden Drogen (vor allem Blasen- und Nierentees).

Die **miktionsbeeinflussenden Mittel** stellen eine sehr heterogene Gruppe dar. Sie werden zur Therapie der Reizblase und bei der benignen Prostatahyperplasie sowie der Prostatopathie eingesetzt und weisen unterschiedliche Angriffspunkte und Wirkungsmechanismen auf. In der Behandlung kalziumhaltiger **Nieren- und Blasensteine** hat sich der Färberkrapp als wirksam erwiesen. Er ist in der europäischen Phytotherapie die einzige Arzneipflanze, die auf Harnsteine »chemisch« einwirkt. Aufgrund einer jüngst vorgenommenen Nutzen-Risiko-Abschätzung wird diese Droge der Phytotherapie allerdings nicht mehr offiziell zur Verfügung stehen, deshalb wird diese Pflanze eher aus historischen Gründen besprochen.

Aquaretika/Durchspülungstherapeutika (früher: pflanzliche »Diuretika«)

Einführung

In der Erfahrungsheilkunde und in der Volksmedizin wird vielen Arzneipflanzen eine »diuretische« Wirkung zugeschrieben, weshalb sie bisher auch als »pflanzliche Diuretika« bezeichnet wurden. Dieser Begriff ist jedoch irreführend: während für die synthetischen Diuretika (Carboanhydrasehemmer, Thiazide, Schleifendiuretika, Etacrynsäure, Bumetamid, kaliumsparende Aldosteronantagonisten, Triamteren und Amilorid) sowohl Angriffsort als auch Wirkungsmechanismus bekannt sind, sind für die *»pflanzlichen Diuretika«* ähnlich exakte Angaben nicht möglich. Sicher ist, daß sie zu einer vermehrten Harnausscheidung führen.

Während über die synthetischen Diuretika (*Tab. 1*) zahlreiche Studien vorliegen, wurden von Einzelpflanzen praktisch keine kontrollierten klinischen Untersuchungen durchgeführt. Nur kombinierte Fertigarzneimittel wurden klinisch untersucht. Die bisher mit Durchspülungstherapeutika durchgeführten Tierexperimente kamen zu eher widersprüchlichen Ergebnissen, da bei vielen Prüfungen methodische Mängel zu verzeichnen sind. So wurden beispielsweise für Diureseversuche ungeeignete Tiere verwendet oder die im Harn ausgeschiedenen Elektrolyte fehlinterpretiert. Es stehen also noch die klinischen Studien mit den Monodrogen aus.

Da die Aquaretika zu einer vermehrten Harnausscheidung führen, sind sie bei verschiedenen Krankheitsbildern als alleinige oder als adjuvante Therapie einsetzbar. Es ist darauf zu achten, daß überschaubare und weitgehend standardisierte Phytopharmaka zur Anwendung kommen. Oligokombinationen mit vier bis sieben Drogen weisen eine größere pharmazeutische Qualität auf als Polykombinationen mit bis zu 20 niedrig dosierten Einzelbestandteilen oder tassenfertige Tees mit einem hohen Anteil (bis 95 %) an Trägersubstanz. Der in Filterbeutel abgefüllte Drogenfeinschnitt bietet verschiedene Vorteile: die Dosierung ist dem Patienten genau vorgegeben, eine Tasse Tee enthält stets vergleichbare Mengen wasserlöslicher Inhaltsstoffe, der Filtertee besteht zu 100 % aus einer Arzneidroge, einzelne Teebeutel können leicht an die Arbeitsstätte mitgenommen werden, und nicht zuletzt sind Filtertees kostengünstig. Bei tassenfertigen Blasen- und Nierentees sind solche Fertigarzneimittel zu empfehlen, die erstens einen hohen Anteil an Drogenextrakten (– mindestens 40 % –) und zweitens mikroverkapseltes ätherisches Öl enthalten.

Wirkungen

Im Tierexperiment konnte eindeutig nachgewiesen werden, daß die pflanzlichen Durchspülungstherapeutika die Harnmenge vermehren, allerdings in geringerem Umfang als die synthetischen Diuretika. Im Vergleich zur Kontrollgruppe werden mit dem Urin vermehrt auch Kalium-, Natrium- und Chloridionen ausgeschieden, was vermutlich auf der Mehrzufuhr dieser Elektrolyte durch die Drogenauszüge beruht (*5*).

Als Angriffspunkt der Aquaretika im Nephron wird der *Glomerulus* angenommen. Durch verschiedene pflanzliche Stoffe wie ätherische Öle, Saponine und Flavonoide (?) wird wahrscheinlich die renale Durchblutung verbessert, die

Pharmakokinetische Daten von Diuretika (*Tab. 1*)

Substanz, Handelspräparate (Auswahl)	Zuordnung	Wirkungseintritt [nach h]	Wirkungsdauer [in h]	Bioverfügfügbarkeit [in %]
Azetazolamid (Diamox)	Carboanhydrase-Hemmer	≈ 2	4–6	60
Hydrochlorothiazid (Esidrix; Di-Chlotride)	Thiazide	≈ 1	12–24	60
Bendroflumethiazid (Sinesalin)		4–6	10–12	hoch
Butizid (Saltucin)		1–2 Maximum nach 6 h	12	60
Xipamid (Aquaphor)	Thiazid-analoga	1 Maximum nach 3–6 h	24	73
Mefrusid (Baycaron)		4–12	20–24	> 95 (Ratte)
Chlortalidon (Hygroton)		langsame Resorption	24–72	50
Furosemid (u. a. Lasix)	Schleifen Diuretika		6	60–70
Bumetanid (Fordiuran)		0,5–1	4–6	75–80
Piretanid (Arelix)		1	80–90	80–85
Etozolin (Elkapin)	Schleifen-Diuretikum-pro-drug	2	mehrere	90
Spironolacton	K-sparende Diuretika	verzögert (Aldosteron-Antagonist)		fast 100
Triamteren (Jatropur)				≈ 90
Amilorid (Arumil)				50

* (aus *WIEGREBE, W.*, Diuretika – eine Übersicht aus pharmazeutischer Sicht. Pharm. Ztg. 134 (1989) 2732).

Halbwerts-zeit [in h]	Protein-bindung [in %]	Metaboli-sierungsrate [in %]	pKa-Wert
4	65	sehr gering	7,2
1,5 7 2phasig	65	5	ca. 9,0
8	94	70	8,5 9,0
4		75	
7	98	60	4,6 (Essigsäure 4,76)
3–12 2 phasig		sehr hoch zur Wirkform Lacton/ Hydroxysäure	9,5
50	75	gering	
1	98	10	3,8
1,5	95	10	3,7
1,5	96	Phase I: ca. 10 Phase II: hoch	3,9
6 (einschl. entspr. Car- bonsäure)	45: Etozolin 35: Carbon- säure	Phase I: sehr hoch zur Wirkform Carbonsäure	
15–20 (Canrenon)	98	Phase I: sehr hoch, u. a. zu Canrenon	
3	55	hoch 10–30 % als Hydroxy- triamteren	Di-Kation pKa_1: -1,18 pKa_2: 6,26
17–24	40	60	8,7

* (aus Wiegrebe, W., Diuretika – eine Übersicht aus pharmazeutischer Sicht. Pharm. Ztg. 134 (1989) 2732).

glomeruläre Filtrationsmenge gesteigert und damit vermehrt Primärharn gebildet. Ausschlaggebend hierfür ist der arterielle Blutdruck im Glomerulus, lokale Stoffwechselenergie ist nicht erforderlich. Es handelt es sich bei der gesteigerten Harnausscheidung vermutlich also um eine Aquarese. Experimente zum Nachweis des exakten Wirkungsmechanismus stehen allerdings noch aus. Dennoch dürfte die Bezeichnung *Aquaretika* aus *praktischen* Gründen sinnvoll sein.

Einige pflanzliche Drogen wie das Brennesselkraut und das Löwenzahnkraut mit Wurzeln weisen einen hohen Kaliumgehalt auf. Sie führen über osmotische Vorgänge zu einer erhöhten Harnausscheidung und wirken dadurch »diuretisch« (Wasserdiurese). Auch dieser Wirkmechanismus kann nicht mit demjenigen der synthetischen Diuretika verglichen werden.

Weiterhin ist unklar, ob die Aquaretika einen Einfluß auf das Renin-Angiotensin-Aldosteron-System haben. Einige pflanzliche Arzneimittel führen aufgrund ihrer Basizität außerdem zu einer Verbesserung der Harnsäureausscheidung (*2*).

Indikationen

Da die meisten Aquaretika also nur eine Wasserdiurese erzeugen, sind sie in erster Linie für eine Durchspülungstherapie gut geeignet. In der Urologie werden sie bei bakteriellen und entzündlichen Erkrankungen des Nierenbeckens und der ableitenden Harnwege eingesetzt (Pyelonephritis, Ureteritis, Zystitis, Urethritis). Bei diesen Krankheitsbildern verabreicht man in der Regel gleichzeitig große Flüssigkeitsmengen.

Nach Schotsch (*7*) sind folgende Krankheitsbilder *allein* mit einem pflanzlichen Durchspülungstherapeutikum behandelbar:

- Nephrolithiasis und Harngrieß (Steinprophylaxe und -metaphylaxe),
- dysurische Beschwerden,
- Reizblase,
- Blasenkatarrh,
- Honeymoon-Zystitis,
- Rezidivprophylaxe bei Harnwegsinfektionen (Vorliegen von Mikroorganismen im Harntrakt).

Schotsch (*7*) empfiehlt eine *adjuvante* Therapie mit einem Durchspülungstherapeutikum bei folgenden Indikationen:

- fiebrige Harnwegsinfektionen,
- Harnwegsinfektionen, die eine Antibiotikatherapie erforderlich machen (bei mehr als 10^7 Keimen/ml Harn),
- Behandlung mit Zytostatika,
- katabole Stoffwechsellagen.

Fraglich ist, ob Aquaretika zur Therapie statischer (nicht kardial oder renal bedingter) Ödeme herangezogen werden können. Einige Untersucher berichten zwar über ein kurzzeitiges Verschwinden solcher Ödeme nach der Einnahme von Aquaretika, diese Beobachtungen sind aber wissenschaftlich noch nicht ausreichend abgesichert.

Kontraindikationen

Bei kardial, renal oder hepatisch bedingten Ödemen, bei arterieller Hypertonie oder Niereninsuffizienz ist die Gabe von pflanzlichen Aquaretika falsch. Diese Krankheitsbilder gehören zum Indikationsbereich der synthetischen Diuretika. Es wäre jedoch zu prüfen, ob Durchspülungstherapeutika als Begleitmaßnahme beim kardial bedingten Stauungsödem, bei der Grenzwerthypertonie oder zur forcierten Ausscheidung von Stoffwechselschlacken eingesetzt werden können.

Pflanzliche Arzneimittel

Übersicht über die Aquaretika (*Tab. 2*)

Deutscher Name	Stammpflanze(n)	Hauptinhaltsstoffe
Birkenblätter	*Betula pendula* ROTH *Betula pubescens* EHRH.	Flavonoide, darunter Hyperosid; Saponine, Gerbstoffe, wenig ätherisches Öl
Brennesselkraut	*Urtica dioica* LINNÉ *Urtica urens* LINNÉ	Mineralstoffe (Kaliumsalze, Kieselsäure), Acetylcholin, Serotonin, Cumarinderivate wie Scopoletin, viel Chlorophyll
Färberginsterkraut	*Genista tinctoria* LINNÉ	Flavonoide, Isoflavonoide (Genistin, Genistein), Alkaloide vom Spartein-Typ (N-Methylcystein), Gerbstoffe
Samenfreie Gartenbohnenhülsen	*Phaseolus vulgaris* LINNÉ	Kieselsäure, Flavonoide, Phaseolin, Phytoalexin, Glykoproteine, Guanidinaminovaleriansäure
Echtes Goldrutenkraut	*Solidago virgaurea* LINNÉ	Flavonoide, Triterpensaponine, Leicarposid, Virgaureosid
Riesengoldrutenkraut	*Solidago gigantea* AITON ssp. *serotina* (O. KUNTZE) McNEILL	Flavonoide, Triterpensaponine
Kanadisches Goldrutenkraut	*Solidago canadensis* LINNÉ	Flavonoide, Triterpensaponine
Haferkraut	*Avena sativa* LINNÉ	Mineralstoffe, Flavonoide, Saponine
Liebstöckelwurzel	*Levisticum officinale* KOCH	Ätherisches Öl mit ca. 70 % Alkylphtalide, cis-5- und trans-Ligustilid, Furanocumarine (Bergapten, Psoralen)
Hauhechelwurzel	*Ononis spinosa* LINNÉ	Isoflavonoide (Ononin, Trifolirhizin), Triterpensaponine, etwas ätherisches Öl
Löwenzahnwurzel mit Kraut	*Taraxacum officinale* F. WEBER	Bitterstoffe (Lactucopikrin), Phytosterole, Flavonoide, Zimtsäurederivate, Mineralstoffe
Kakaoschalen	*Theobroma cacao* LINNÉ	Theobromin, Koffein, Gerbstoffe, Rohprotein, Zellulose
Orthosiphonblätter	*Orthosiphon aristatus* (BLUME) MIQUEL, syn. *Orthosiphon spicatus* (THUNBERG) BAKER, syn. *Orthosiphon stamineus* BENTHAM	Lipophile Flavonoide (Sinensetin, Scutellareintetramethylether, Eupatorin), ätherisches Öl, Kaliumsalze

Übersicht über die Aquaretika (*Tab. 2* Fortsetzung)

Deutscher Name	Stammpflanze(n)	Hauptinhaltsstoffe
Petersilienkraut und Petersilienwurzel	*Petroselinum crispum* (MILLER) A. W. HILLER ssp. *tuberosum* (BERNHARDI) SOÓ	Ätherisches Öl mit Apiol und Myristicin, Furanocumarine (Bergapten, Isoimperatorin), Polyine (im frischen Kraut Falcarinon)
Queckenwurzelstock	*Agropyron repens* LINNÉ, syn. *Elymus repens* (LINNÉ) GOULD	Polysaccharide, ätherisches Öl, Saponine, Phytosterole
Schachtelhalmkraut	*Equisetum arvense* LINNÉ	Mineralstoffe (Kieselsäure), Flavonoide, Saponine
Schwarze Johannisbeerblätter	*Ribis nigrum* LINNÉ	Flavonoide (Quercetin- und Kämpferolderivate, Isorhamnetinglykoside), ätherisches Öl, Diterpene, Anthocyanidine
Wacholderbeeren	*Juniperus communis* LINNÉ	Ätherisches Öl mit Monoterpen- und Sesquiterpen-Kohlenwasserstoffen und dem Monoterpenalkohol Terpinen-4-ol, vergärbare Zucker, Harz, Catechingerbstoffe

Birkenblätter (Betulae folium DAB 9)
(Monographie der Kommission E ▶ *S. 109, Abb. 1)*

Stammpflanzen: *Betula pendula* ROTH (Hänge- oder Warzenbirke) und *Betula pubescens EHRHART* (Moorbirke).

Familie: *Betulaceae* (Birkengewächse).

Vorkommen: Europa.

Verwendeter Pflanzenteil: Getrocknete und/oder frische (zur Herstellung von Frischpflanzenpreßsäften) Blätter, die im Juni oder Juli gesammelt werden sollten.

Hauptinhaltsstoffe: Bis zu 2,2 % Flavonoide, darunter Hyperosid und Myricetindigalactosid, Saponine unbekannter Struktur, Gerbstoffe, wenig ätherisches Öl.

Darreichungsformen: Wässeriger Teeaufguß, Frischpflanzenpreßsaft, Trockenextrakte zur Herstellung von Tabletten, Dragees und Weichgelatinekapseln.

Birkenblätter sind eine ausgesprochene *Flavonoiddroge.* Die Flavonoide in den Birkenblättern sind zwar nicht allein für die vermehrte Harnausscheidung verantwortlich, bestimmen aber den Effekt sehr wesentlich mit. Eine arzneiliche Wirkung ist nur dann zu erwarten, wenn eine Droge mit Arzneibuchqualität, also mit einem vorgeschriebenen Flavonoidmindestgehalt, verwendet wird. Es müssen mindestens 50 mg Gesamtflavonoide pro Tag verabreicht werden (z. B. 2–3 g Droge als Aufguß, mehrmals täglich).
Verordnet man zerkleinerte Birkenblätter im Aufguß (Teeaufgußbeutel), ist der Gehalt an Flavonoiden um rund 30 % höher. Eine ausreichende Dosis kann auch mit flavonoidreichen Trockenextrakten (verarbeitet in Kapseln, Dragees oder Tabletten) bzw. mit Frischpflanzenpreßsäften erreicht werden.
Birkenblätter sind Bestandteil der »Blasen- und Nierentees« der Standardzulassung.

Anwendungsgebiete*
Zur Durchspülung bei bakteriellen und entzündlichen Erkrankungen der ableitenden Harnwege und bei Nierengrieß; zur unterstützenden Behandlung rheumatischer Beschwerden.

Dosierung*
Mehrmals täglich 2–3 g Birkenblätter (ein gehäufter Teelöffel entspricht ca. 1,3 g) als Teeaufguß.

Ärztliche Verordnung
Rp. Betulae fol. DAB 10 conc. 100,0 g
Signa: Mehrmals tägl. 1 Tasse Tee trinken.

1 gehäuften Teelöffel Birkenblätter mit ca. 150 ml kochendem Wasser übergießen und mindestens 10 Minuten ziehen lassen.

Bewährte Fertigarzneimittel
Kneipp-Birkenblätterpreßsaft, Schöneberger Birkenpreßsaft, Uro-Fink®-Teebeutel (besonders »kostenfreundlich«), Nierentee 2000 Pulver (Heumann), Nieron®-Tee N Pulver, Cystinol.

---
* laut Monographie der Kommission E

Brennesselkraut (Urticae herba DAC)
(Monographie der Kommission E ▸ S. 124, Abb. 20)

Stammpflanzen: *Urtica dioica* LINNÉ (= Große Brennessel) und *Urtica urens* LINNÉ (= Kleine oder Gartenbrennessel).

Familie: *Urticaceae* (Brennesselgewächse).

Vorkommen: Typische Ruderalpflanze, in der Nähe von Wohnstätten, an Gartenzäunen, Schuttplätzen sowie an Fluß- und Bachufern.

Verwendeter Pflanzenteil: Getrocknetes und/oder frisches (zur Herstellung von Frischpflanzenpreßsäften) Kraut – arzneilich besser wären nur die Blätter – der zur Blütezeit gesammelten oberirdischen Teile der beiden Urtica-Arten sowie Hybriden.

Hauptinhaltsstoffe: Mineralstoffe, darunter viel Kieselsäure und Kaliumsalze, Acetylcholin, Serotonin, Cumarin, Scopoletin und viel Chlorophyll.

Darreichungsformen: Wässeriger Teeaufguß, auch als Abkochung möglich; Frischpflanzenpreßsaft, Trockenextrakte zur Herstellung von Tabletten und Dragees.

Die Droge besteht aus dem getrockneten Kraut von *Urtica dioica* LINNÉ und *Urtica urens* LINNÉ, sie darf nur Stengel mit höchstens 3 mm Durchmesser enthalten. Ist der Stengelanteil hoch, weist die Droge einen wesentlich geringeren Anteil an Mineralstoffen, Flavonoiden und Hydroxyzimtsäurederivaten auf. Je nach Standort enthält die Pflanze bis zu 20 % Mineralstoffe, die verstärkte Wasserdiurese ist damit vermutlich durch osmotische Vorgänge bedingt.

Als Tagesdosis schreibt die Kommission E 8–12 g Brennesselkraut als Aufguß vor, besser wären nach unserer Ansicht Brennesselblätter. Es muß Brennesselkraut von hoher pharmazeutischer Qualität verwendet werden, was bei den Handelsdrogen oft nicht der Fall ist. Auch Frischpflanzenpreßsäfte können verordnet werden.

In der Volksmedizin spielt die Brennessel eine große Rolle, es gibt jedoch keine neueren pharmakologischen Untersuchungen über diese Arzneipflanze, die ihre Wirksamkeit eindeutig nachweisen. Die Kommission E stützt sich in ihrer Beurteilung des Brennesselkrauts auf Beobachtungen einiger Anwender und auf Material aus der Erfahrungsheilkunde.

Anwendungsgebiete*

Äußere und innere Anwendung: zur unterstützenden Behandlung rheumatischer Beschwerden – innere Anwendung: zur Durchspülung bei entzündlichen Erkrankungen ableitender Harnwege, als Durchspülung zur Vorbeugung von Nierengrieß.

Dosierung*

Teeaufguß aus 8–12 g Brennesselkraut als Tagesdosis, verteilt über den Tag.

Ärztliche Verordnungen

Rp. Urticae herb. conc.	100,0 g
oder	
Urticae fol. conc.	100,0 g

Signa: Mehrmals täglich 1 Tasse trinken.

Für 1 Tasse Brennesseltee 2 Eßlöffel Brennesselkraut mit ca. 150 ml kochendem Wasser übergießen und 5–10 Minuten ziehen lassen.

Rp. Urticae herb. conc.	70,0 g
Betulae fol. conc.	20,0 g
Barosmae fol. conc.	10,0 g

Signa: Mehrmals täglich 1 Tasse Tee trinken.

(Diese Teemischung hat einen angenehmeren Geschmack.)

Bewährte Fertigarzneimittel

Kneipp® Brennessel-Pflanzensaft oder Schöneberger Brennesselfrischpflanzenpreßsaft, Urtica plus Kapseln.

---

* laut Monographie der Kommission E

Färberginsterkraut (Genistae tinctoriae herba)

(Monographie der Kommission E: 1992 noch keine Monographie veröffentlicht, ▶ *S. 127, Abb. 26)*

Stammpflanze: *Genista tinctoria* LINNÉ.

Familie: *Fabaceae* (Hülsenfrüchtler).

Vorkommen: Europa, insbesondere in Mitteleuropa.

Verwendeter Pflanzenteil: Zur Blütezeit geerntete, getrocknete oberirdische Teile des Halbstrauches.

Hauptinhaltsstoffe: Flavonoide, Isoflavonoide, darunter das Genistin und Genistein, Alkaloide vom Spartein-Typ z. B. N-Methylcytisin, Gerbstoffe.

Darreichungsformen: Wässeriger Teeaufguß, alkoholische Tinktur, Trokkenextrakte zur Herstellung von Tabletten und Dragees.

Das Färberginsterkraut ist ein in Mitteleuropa verbreiteter Halbstrauch, der teilweise auch kultiviert wird. Die Droge wird in erster Linie aus Jugoslawien importiert.

Sie kann zur Erhöhung der Harnmenge und zur unterstützenden Behandlung von Erkrankungen, bei denen eine vermehrte Harnbildung erwünscht ist, verabreicht werden. Da es beim Überschreiten der Dosis (dreimal täglich 1 Tasse Tee aus 1–2 g Färberginsterkraut) zu Durchfällen kommen kann, sind andere Aquaretika eher zu empfehlen (Birkenblätter, Löwenzahnkraut). Färberginsterkraut ist in einigen Fertigarzneimitteln (Blasen- und Nierentees) enthalten.

Anwendungsgebiete*
Zur Erhöhung der Harnmenge sowie zur unterstützenden Behandlung von Erkrankungen, bei denen eine erhöhte Harnbildung erwünscht ist (Harngrieß, Vorbeugung von Harnsteinen).

Dosierungsanleitung und Art der Anwendung*
1 kleiner Teelöffel voll (1–2 g) Färberginsterkraut wird mit ca. 150 ml siedendem Wasser übergossen und nach 10 Minuten durch ein Teesieb gegeben. Soweit nicht anders verordnet, wird bis dreimal täglich 1 Tasse frisch bereiteter Teeaufguß getrunken.

Ärztliche Verordnung
Rp. Genistae tinct. herb. conc. 100,0 g
Signa: Dreimal täglich 1 Tasse Tee trinken.
Zubereitung als Teeaufguß aus 1 Teelöffel voll Färberginsterkraut.

Bewährte Fertigarzneimittel
Nephronorm®-Tee, Cefalithin Tropfen.

---

* laut Standardzulassung AMG 76

Samenfreie Gartenbohnenhülsen (Phaseoli fructus sine semine)

(Monographie der Kommission E ▶ *S. 119)*

Stammpflanze: *Phaseolus vulgaris* LINNÉ.

Familie: *Fabaceae* (Schmetterlingsblütler).

Vorkommen: In den tropischen Teilen Südamerikas; heute in fast allen Ländern kultiviert.

Verwendeter Pflanzenteil: Von den Samen (= weiße »Bohnen«) befreite getrocknete Hülsen.

Hauptinhaltsstoffe: Kieselsäure, Flavonoide, Phaseolin, Phytoalexin, Glykoproteine, Guanidinaminovaleriansäure.

Darreichungsformen: Wässerige Teeabkochung.

Das Ergänzungsbuch zum DAB 6 enthält eine Monographie der samenfreien Gartenbohnenhülsen, ansonsten ist diese Droge in keinem jüngeren Arzneibuch mehr enthalten. Dieses Phytopharmakon zeigte in Tierexperimenten eine schwache aquaretische Wirkung. Allerdings wird hierfür nach der Monographie der Kommission E eine Tagesdosis von 5–10 g Droge mehrmals täglich benötigt. Wird dies vom Patienten wirklich konsequent eingehalten, ist mit einer deutlichen Wasserdiurese und damit einer Keimreduzierung zu rechnen.

Anwendungsgebiete*
Zur unterstützenden Behandlung *dysurischer Beschwerden.*

Dosierung*
5–10 g Bohnenhülsen als Tagesdosis in Form einer Abkochung.

Ärztliche Verordnungen

Rp. Phaseoli s. sem. conc.	100,0 g
Signa: Mehrmals täglich 1 Tasse Tee. Abkochung aus einem gehäuften Eßlöffel Bohnenhülsen.	
Rp. Phaseoli s. sem. conc.	50,0 g
Orthosiphonis fol. conc.	50,0 g
Signa: Nieren- und Blasentee. Mehrmals täglich 1 Tasse Tee trinken.	

Bewährte Fertigarzneimittel
Nieron®-Kapseln, Nieron®-Liquidum, Nieren-Tee (Syxyl).

* laut Monographie der Kommission E

a) Echtes Goldrutenkraut (Virgaureae herba)
b) Riesengoldrutenkraut und Kanadisches Goldrutenkraut (Solidaginis herba)

(Monographie der Kommission E ▸ *S. 122, Abb. 18)*

Stammpflanzen: a) *Solidago virgaurea* LINNÉ, b) *Solidago gigantea* AITON ssp. *serotina* (O. KUNTZE) McNEILL und *Solidago canadensis* LINNÉ.

Familie: Asteraceae (Korbblütler).

Vorkommen: a) In ganz Europa. b) Ursprünglich in Nordamerika, heute als Ruderalpflanze über ganz Europa verbreitet.

Verwendeter Pflanzenteil: Die getrockneten, während der Blütezeit gesammelten, oberirdischen Teile der drei Solidago-Arten, dabei soll der Stengelanteil unter 20 % liegen.

Hauptinhaltsstoffe in a) und b): Flavonoide, Triterpensaponine. In a) zusätzlich noch Leicarposid und Virgaureosid (Phenolglykoside).

Darreichungsformen: Wässeriger Teeaufguß oder als Teeabkochung, Trockenextrakte in tassenfertigen Instant-Tees, Tabletten und Dragees.

Die Droge besteht aus den getrockneten, während der Blütezeit gesammelten oberirdischen Pflanzenteilen, wobei der Stengelanteil möglichst unter 20 % liegen soll. Widersprüchliche Therapieerfolge beruhen z. T. auf der ungenügenden pharmazeutischen Qualität: Häufig weisen die Handelsdrogen einen Stengelanteil von über 50 % auf.

Die mittlere Tagesdosis wird von der Kommission E mit 10 g Droge als Aufguß angegeben. Diese Dosis trifft nach unserer Ansicht für *Solidago virgaurea* zu, für *Solidago serotina* und *canadensis* ist sie jedoch nicht notwendig, da diese Pflanzen einen höheren Flavonoid- und Saponingehalt aufweisen. Hier genügen ca. 6 g Droge pro Tag. Jedenfalls sollte eine Flavonoidtagesdosis von ungefähr 50 mg erreicht werden, was angesichts der großen pharmazeutischen Qualitätsunterschiede nicht immer gegeben ist.

Die Goldrute zeigt neben dem aquaretischen auch einen antiphlogistischen, spasmolytischen und antibakteriellen Effekt und gilt daher in der Phytotherapie als »Nierenmittel« erster Wahl.

So konnten wir in eigenen Untersuchungen zeigen, daß wässerige Goldrutenkrautauszüge im Tierexperiment eine signifikante aquaretische Wirkung aufweisen, wobei eine Dosisabhängigkeit vom Flavonoidgehalt festzustellen war (*5*). *Solidago virgaurea, Solidago gigantea* AITON ssp. *serotina* und *Solidago canadensis* LINNÉ sind hinsichtlich ihrer aquaretischen Wirkung gleichwertig. Derzeit wird geprüft, ob sich wässerige Goldrutenauszüge zur Behandlung statischer Ödeme eignen.

Die drei in der Phytotherapie verwendeten Solidago-Arten zeigen hinsichtlich der Flavonoide keine großen qualitativen Unterschiede, unterscheiden sich jedoch beim ätherischen Öl und bei den Saponinen. Leicarposid und Virgaureosid A liegen nämlich nur in *Solidago virgaurea* vor. Auf dem Markt sind insbesondere *Solidago gigantea* und *Solidago canadensis* sowie Bastarde, die »echte« Goldrute (*Solidago virgaurea* LINNÉ) ist kaum mehr anzutreffen. *Solidago virgaurea* besitzt gegenüber den beiden anderen Solidago-Arten eine höhere antibakterielle Wirksamkeit und wurde ursprünglich allein in der Phytotherapie genutzt. Riesengoldrutenkraut ist Bestandteil des Blasen- und Nierentees der Standardzulassung 1987.

Anwendungsgebiete*
Zur Durchspülung bei entzündlichen Erkrankungen der ableitenden Harnwege, Harnsteinen und Nierengrieß; zur vorbeugenden Behandlung bei Harnsteinen und Nierengrieß.

Dosierung*
10 g Goldrutenkraut (ca. 4 Eßlöffel als Teeaufguß oder -abkochung über den Tag verteilt).

Ärztliche Verordnungen

Rp. Virgaureae herb. conc.	100,0 g
oder	
Solidaginis herb. conc.	100,0 g

Signa: Mehrmals täglich 1 Tasse Goldrutenkrauttee trinken.
Zubereitung aus 1 Eßlöffel Goldrutenkraut als Teeaufguß.

Bewährte Fertigarzneimittel
Uro-Fink®-Teebeutel, Urol®-Kapseln, Nieroxin®-Harntee Pulver, Cystinol, Solidagoren®-Tropfen. (Der Arzt sollte sich beim Apotheker oder beim pharmazeutischen Hersteller erkundigen, *welche Solidago-Art* zur Herstellung des betreffenden Fertigarzneimittels verwendet wird.)

---
* laut Monographie der Kommission E

Haferkraut (Avenae herba)
(Monographie der Kommission E ▸ S. 108)

Stammpflanze: *Avena sativa* LINNÉ.

Familie: Poaceae (Gräser).

Vorkommen: Europa, Amerika.

Verwendeter Pflanzenteil: Getrocknete, zur Blütezeit geerntete oberirdische Teile des Hafers.

Hauptinhaltsstoffe: Mineralstoffe, Flavonoide, Saponine.

Darreichungsformen: Wässerige Teeabkochung.

Die Kommission E entschied sich 1987 zu einer Negativ-Monographie, da zuwenig wissenschaftliches Erkenntnismaterial über das Haferkraut vorlag. Das Homöopathische Arzneibuch enthält jedoch eine Monographie über *Avena sativa*, und in der Volksmedizin wird Haferkraut als Aquaretikum bei Rheuma und Gicht verwendet. In diesem Zusammenhang ist das Ergebnis einer klinischen Studie aus dem Jahr 1985 interessant, bei der 51 Patienten acht Wochen lang einen »grünen präparierten Hafertee« erhielten. Die Harnsäurewerte im Serum dieser Patienten konnten in dieser Studie signifikant gesenkt werden (*1*). Diese Beobachtung erscheint plausibel, wenn man bedenkt, daß Haferkraut ähnliche Inhaltsstoffe wie andere pflanzliche Aquaretika enthält (Flavonoide, Saponine, Mineralstoffe). Die Wirksamkeit dieser Droge sollte jedoch in weiteren Studien untersucht werden.
In der Volksmedizin wird eine Tinktur aus *Avena sativa* auch als Sedativum verabreicht.

Anwendungsgebiete*
Negativ-Monographie, da kein ausreichendes wissenschaftliches Erkenntnismaterial vorlag.

Ärztliche Verordnung
Aufgrund der Negativ-Monographie: keine.

Fertigarzneimittel
Trotz der Negativ-Monographie der Kommission E ist es aufgrund positiver neuerer klinischer Untersuchungsergebnisse zu vertreten, »Vollmers präparierten grünen Hafertee« (Fa. Salushaus) als Adjuvans bei *Rheuma* und *Gicht* zu verordnen.
Die Dosierung ist nach den Angaben des Herstellers vorzunehmen.

---
* laut Monographie der Kommission E

Hauhechelwurzel (Ononidis radix DAC)
(Monographie der Kommission E ▸ *S. 117, Abb. 14)*

Stammpflanze: *Ononis spinosa* LINNÉ.

Familie: Fabaceae (Schmetterlingsblütler.

Vorkommen: Auf trockenen, sandigen und häufig kalkhaltigen Böden in ganz Europa und Asien.

Verwendeter Pflanzenteil: Die im Herbst gesammelten, getrockneten Wurzeln und Wurzelstöcke.

Hauptinhaltsstoffe: Isoflavonoide wie Ononin und Trifolirhizin, Triterpensaponine, ätherisches Öl.

Darreichungsformen: Wässeriger Teeaufguß, auch als Abkochung möglich; Trockenextrakte zur Herstellung von Tabletten und Dragees.

In der Erfahrungsheilkunde und in der Volksmedizin wird Ononidis radix als Aquaretikum verwendet, obwohl ihre Wirksamkeit immer wieder bestritten und widersprüchliche Beobachtungen mit dieser Arzneipflanze berichtet wurden. Eine Erklärung hierfür findet sich wahrscheinlich in der unterschiedlichen pharmazeutischen Qualität der Droge. So scheint der Saponingehalt eine wichtige Rolle zu spielen. Darüber hinaus muß beachtet werden, daß die Wurzel nicht zu lange gekocht werden darf, da sonst die flüchtigen Anteile zum großen Teil verlorengehen, was wiederum die Wirksamkeit beeinträchtigt. So nimmt man zur Herstellung des Aufgusses ca. 2 g Hauhechelwurzeln, übergießt sie mit kochendem Wasser, hält sie lediglich warm und seiht nach 10–20 Minuten durch ein Teesieb ab. Hauhechelwurzel ist häufig ein Bestandteil wassertreibender Teemischungen, z. B. in dem Species diureticae DAB 6 oder in den »Blasen- und Nierentees« der Standardzulassung.

Anwendungsgebiete*
Durchspülungstherapie bei entzündlichen Erkrankungen der ableitenden Harnwege. Als Durchspülung zur Vorbeugung und Behandlung von Nierengrieß.

Dosierung*
Tagesdosis von 6–12 g Droge als Teeaufguß.

Ärztliche Verordnungen

Rp. Ononidis rad. conc.	100,0 g

Signa: Mehrmals täglich 1 Tasse Tee trinken.
Zur Teezubereitung 1 Eßlöffel geschnittene Hauhechelwurzel mit ca. 150 ml kochendem Wasser übergießen und 10 Minuten auf kleiner Flamme ziehen lassen.

Rp. Ononidis rad. conc.	60,0 g
Betulae fol. conc.	30,0 g
Barosmae fol. conc.	10,0 g

Signa: Nieren- und Blasentee. Mehrmals täglich 1 Tasse Tee trinken.

Bewährte Fertigarzneimittel
Nieron®-Tee tassenfertig, Uroflux® vegetabile Tee.

---
* laut Monographie der Kommission E

Kakaoschalen (Cacao testes)

(Monographie der Kommission E ▶ S. 109)

Stammpflanze: *Theobroma cacao* LINNÉ.

Familie: Sterculiaceae (Kakao-Familie).

Vorkommen: Kultiviert in Südamerika (z. B. in Brasilien) und in Westafrika, Java und den Philippinen.

Verwendeter Pflanzenteil: Samenschalen der »Kakaokerne«, die mehr oder weniger als Abfall bei der Kakaoherstellung anfallen.

Hauptinhaltsstoffe: Bis 1,4 % Theobromin, bis 0,01 % Koffein, Gerbstoffe, 11 % Rohprotein, ca. 27 % Zellulose.

Der Kakaoschalentee ist ein beliebtes Ersatzgetränk für Kaffee und Schwarztee. Dabei wird dieser Tee nicht nur wegen des guten Geschmacks gerne getrunken, sondern auch wegen seiner angeblichen »entwässernden« Wirkung. Eine aquaretische Wirksamkeit ist aufgrund der vorhandenen Methylxanthine (Theobromin, Koffein) plausibel, jedoch nicht ausreichend experimentell und/oder klinisch belegt. Im Gegensatz zu Koffein und anderen Methylxanthinen wirkt Theobromin im wesentlichen nur aquaretisch und nicht gleichzeitig auch auf das Zentralnervensystem. Dies ist auch ein Grund dafür, daß Kakaoschalentee als Ersatz für Kaffee und Schwarztee verwendet wird.

Anwendungsgebiete*
Keine, da die Wirksamkeit nicht ausreichend belegt ist. Gegen eine Anwendung als Geschmackskorrigens, vornehmlich in Nieren- und Blasentees, bestehen keine Bedenken. Gelegentlich können allergische Reaktionen auftreten. (Nach Auffassung des Autors werden diese durch unerwünschte Rückstände, z. B. durch Insektizide und Fungizide verursacht).

Dosierung*
Keine, da nur als Geschmackskorrigens akzeptiert.

Ärztliche Verordnungen
Rp. Cacao testes tot. 100,0 g
Signa: Als »Ersatzgetränk« für Kaffee oder Schwarztee.

Bewährtes »Gesundheitsgetränk« (= Lebensmittel)
Salus® Kakaoschalen-Tee.

* laut Monographie der Kommission E

Liebstöckelwurzel (Levistici radix DAC 1986)
(Monographie der Kommission E ▶ S. 115, Abb. 10, 11)

Stammpflanze: *Levisticum officinale* KOCH.

Familie: Apiaceae (Doldengewächse).

Vorkommen: Westasien, Orient und Südeuropa, seit über 1 000 Jahren in ganz Europa kultiviert und zum Teil auch verwildert anzutreffen.

Verwendeter Pflanzenteil: Der getrocknete gesamte Wurzelstock oder die Wurzel allein.

Hauptinhaltsstoffe: Ätherisches Öl mit ca. 70 % Alkylphthalide als typische Geruchsträger (= »Maggi-Geruch«); charakteristische Leitsubstanzen sind das cis- und trans-Ligustilid. Auffällige nichtflüchtige Bestandteile sind die Furanocumarine, darunter Bergapten und Psoralen.

Darreichungsformen: Wässeriger Teeaufguß, alkoholische Tinkturen.

Liebstöckelwurzel und -blätter sind zunächst als aromatisches *Gewürz* allgemein bekannt, sie werden zur Herstellung von Kräuterlikören, Bitterschnäpsen und Suppengewürzextrakten verwendet. In der *Volksheilkunde* finden Auszüge aus Levistici radix Anwendung als Stomachikum, Karminativum und pflanzliches »Diuretikum«. Aufgrund des relativ hohen Gehaltes an ätherischem Öl, kombiniert mit dem Aroma der Cumarine, sind diese Indikationen durchaus plausibel. Frische Liebstöckelwurzel sollte man mit einer gewissen Vorsicht anwenden, da im frischen Zustand bis zu 0,06 % des relativ toxischen (+)-Falcarindol vorhanden sein können. Dieses Polyacetylen ist chemolabil und geht beim Trocknen in toxikologisch unbedenkliche Artefakte über. Aus *tierexperimentellen* Prüfungen sowie aus der *Erfahrungsheilkunde* kennt man von Levistici radix aquaretische, spasmolytische und karminative Wirkungen. Ebenso ist bekannt, daß bei der Ernte der Blätter und Wurzeln Photodermatosen auftreten können, wenn man gleichzeitig einer intensiven Sonnenbestrahlung ausgesetzt ist.

Anwendungsgebiete*
Zur Durchspülung bei entzündlichen Erkrankungen der ableitenden Harnwege. Durchspülungstherapie zur Vorbeugung von Nierengrieß.

Dosierung*
Tagesdosis 4–8 g Droge.

Ärztliche Verordnung
Rp. Levistici rad. conc. 100,0 g
Signa: Dreimal täglich 1 Tasse Tee zwischen den Mahlzeiten trinken.
Zur Zubereitung des Teeaufgusses 1– 2 Teelöffel Liebstöckelwurzel mit ca. 150 ml siedendem Wasser übergießen und nach ca. 15 Minuten abseihen.

Bewährte Fertigarzneimittel
Canephron®-Dragees und -Tropfen, Nephroselect®-Liquidum, Levisticum Mixtur (Hanosan).

* laut Monographie der Kommission E

Löwenzahnwurzel mit Kraut (Taraxaci radix cum herba DAC)
(Monographie der Kommission E ▸ S. 123, Abb. 19)

Stammpflanze: *Taraxacum officinale* F. WEBER.

Familie: Cichoriaceae (Zungenblütler).

Vorkommen: Europa, Nordamerika, West- und Zentralasien.

Verwendeter Pflanzenteil: Frische und/oder getrocknete, vor der Blüte gesammelte gesamte Pflanzen.

Hauptinhaltsstoffe: Bitterstoffe, darunter Lactucopikrin, Phytosterole, Flavonoide, Zimtsäurederivate, Mineralstoffe.

Darreichungsformen: Frischpflanzenpreßsaft, wässeriger Teeaufguß, Trokkenextrakte in tassenfertigen Teepulvern, Tabletten, Dragees und Kapseln.

Die Droge besteht aus den Wurzeln und den oberirdischen Pflanzenteilen und enthält eine Fülle von Wirkstoffen, die in ihrer Verteilung stark differieren. Deshalb ist es für die Wirksamkeit der Droge von Bedeutung, wie hoch der Anteil an Wurzeln bzw. Kraut ist. Die pharmazeutische Qualität der Droge schwankt in hohem Maße, worauf auch die z. T. widersprüchlichen Untersuchungsergebnisse klinischer und tierexperimenteller Studien zurückzuführen sind.
Da *Taraxacum officinale* einen hohen *Bitterstoffgehalt* aufweist, liegt sein Hauptindikationsgebiet im Magen- und Gallenblasenbereich. Als Amarum fördert der Löwenzahn eindeutig die Magensaftsekretion und den Gallenfluß.
Die Volksmedizin hat in verschiedenen Ländern die aquaretische Wirkung der Pflanze beobachtet, was u. a. in dem französischen Volksnamen »pissenlit« zum Ausdruck kommt. Löwenzahnwurzel mit Kraut kann sehr gut mit anderen aquaretisch wirksamen Pflanzen (Birkenblätter, Wacholderbeeren) kombiniert werden. Wird *Taraxacum officinale* als Monodroge verabreicht, empfehlen sich dreimal täglich 10–15 Tropfen der alkoholischen Tinktur oder mehrmals täglich eine Tasse Tee als Teeaufguß. Auch der Löwenzahn-Frischpflanzenpreßsaft hat sich in der Therapie bewährt. Verwendet werden kann auch das Kraut *ohne* Wurzeln. Vom Kraut allein wird demnächst eine positive Monographie veröffentlicht werden (1992).

Anwendungsgebiete*
Zur Anregung der Diurese, Appetitlosigkeit und dyspeptische Beschwerden und Störungen des Gallenflusses.

Dosierung*
Mehrmals täglich einen Eßlöffel voll Löwenzahnwurzel mit Kraut als Teeaufguß, Mindesttagesdosis sind 5 g geschnittene Droge.

Ärztliche Verordnungen

Rp. Taraxaci c. herb. conc.	100,0 g

Signa: Mehrmals täglich 1 Tasse Tee.
Zubereitung aus einem Eßlöffel voll Löwenzahnwurzel mit Kraut als Teeaufguß.

Rp. Taraxaci c. herb. conc.	70,0 g
Betulae fol. conc.	20,0 g
Juniperi fruct. conc.	10,0 g

Signa: Nieren- und Blasentee. Mehrmals täglich 1 Tasse Tee trinken.

Bewährte Fertigarzneimittel
Kneipp- oder Schöneberger Frischpflanzenpreßsaft, Salus-Gallexier®-Dragees, Nieron®-Kapseln und -Liquidum, Nieron®-Tee N Pulver.

* laut Monographie der Kommission E

Orthosiphonblätter (Orthosiphonis folium DAB 10)
(Monographie der Kommission E ▸ S. 118, Abb. 15)

Stammpflanze: *Orthosiphon aristatus* (BLUME) MIQUEL, syn. *Orthosiphon spicatus* (THUNBERG) BAKER, syn. *Orthosiphon stamineus* BENTHAM.

Familie: Lamiaceae (Lippenblütler).

Vorkommen: Ostindien, Südostasien, Australien und tropisches Amerika.

Verwendeter Pflanzenteil: Kurz vor der Blütezeit geerntete, getrocknete Laubblätter und Stengelspitzen.

Hauptinhaltsstoffe: Lipophile Flavonoide (u. a. Sinensetin, Scutellareintetramethylether, Eupatorin), ätherisches Öl, größere Mengen an Kaliumsalzen.

Darreichungsformen: Wässeriger Teeaufguß; Trockenextrakte zur Herstellung von Tabletten und Dragees.

Orthosiphonblätter sind bei uns als »Indischer Nierentee« oder als »Koemis Koetjing« (Katzenbart) bekannt. Die pharmazeutische Qualität der Droge schwankt, je nachdem, wie sorgfältig die Pflanze nach der Ernte aufbereitet wird. Auch sind gelegentlich Blätter anderer Orthosiphonarten im Handel anzutreffen. Für die aquaretische Wirkung der Droge dürfte ihr hoher Kaliumgehalt eine Rolle spielen. Ferner werden spasmolytische Wirkungen an der glatten Muskulatur diskutiert. Insgesamt liegen jedoch nur wenige phytochemische Untersuchungen dieser Arzneipflanze vor. Die Kommission E empfiehlt Orthosiphonblätter zur Durchspülungstherapie bei bakteriellen und entzündlichen Erkrankungen der ableitenden Harnwege, wobei eine Mindesttagesdosis von dreimal täglich 2–3 g Droge als Teeaufguß verlangt wird. Da der aquaretische Effekt dieser Arzneipflanze nicht allzu groß ist, erscheint eine Kombination mit anderen Aquaretika oder auch Harndesinfizienzien sinnvoll.

Anwendungsgebiete*
Zur Durchspülung bei bakteriellen und entzündlichen Erkrankungen der ableitenden Harnwege und bei Nierengrieß.

Dosierung*
Tagesdosis von 6–12 g Droge als Teeaufguß.

Ärztliche Verordnungen

Rp. Orthosiphonis fol. conc.	100,0 g

Signa: Mehrmals täglich 1 Tasse Indischen Nierentee trinken.
Zur Teezubereitung 1 gehäuften Eßlöffel Orthosiphonblätter mit ca. 150 ml kochendem Wasser übergießen.

Rp. Orthosiphonis fol. conc.	50,0 g
Urticae herb. conc.	25,0 g
Solidaginis herb. conc.	25,0 g
oder Virgaureae herb. conc.	25,0 g

Signa: Nieren- und Blasentee. Mehrmals täglich 1 Tasse Tee trinken.

Bewährte Fertigarzneimittel
Indischer Nierentee geschnitten (Fides), Uro-Fink®-Filterbeutel, Fulindur®-Tee, Nierentee 2000 Pulver (Heumann).

* laut Monographie der Kommission E

Petersilienkraut und Petersilienwurzel (Petroselini herba und radix)

(Monographie der Kommission E ▸ S. 118, Abb. 16)

Stammpflanze: *Petroselinum crispum* (MILLER) A. W. HILLER ssp. *tuberosum* (BERNHARDI) SOÓ.

Familie: Apiaceae (Doldengewächse).

Vorkommen: Wildwachsend im Mittelmeerraum und auf den Kanarischen Inseln, kultiviert werden verschiedene Züchtungssorten in ganz Europa.

Verwendete Pflanzenteile: Frische und getrocknete oberirdische Pflanzenteile sowie nur die getrockneten unterirdischen Teile von *Petroselinum crispum.*

Hauptinhaltsstoffe: Ätherisches Öl mit unterschiedlichen Mengen an Apiol und Myristicin, die Furanocumarine Bergapten und Isoimperatorin, Polyine, darunter nur im frischen Kraut das toxische (+)-Falcarindol.

Darreichungsformen: Wässeriger Teeaufguß, alkoholische Tinktur.

Die Petersilie ist nicht nur ein weitverbreitetes Küchengewürz, sondern auch ein wirksames Aquaretikum. Als Droge werden die getrockneten Wurzeln und die oberirdischen Pflanzenteile von *Petroselinum crispum* verwendet. Nicht selten findet man Verfälschungen (z. B. Wurzeln von Pastinak) auf dem Markt.
Noch vor wenigen Jahren wurden die Petersilienfrüchte *Petroselini fructus* häufiger als Droge verwendet. Da die Früchte jedoch deutliche Mengen an Apiol enthalten und nach Einnahme von Apiolpräparaten Polyneuritiden und andere neurologische Ausfälle beobachtet wurden, entschied sich die Kommission E für eine Negativ-Monographie. Die Wurzeln enthalten Furanocumarine, weshalb das ätherische Wurzelöl zu einer Photosensibilisierung führen kann. Diese Nebenwirkung tritt nur auf, wenn eine furanocumarinreiche Zubereitungsform (z. B. die alkoholische Tinktur) eingenommen und gleichzeitig die Haut von der Sonne bestrahlt wird. Bei Teezubereitungen ist eine Photosensibilisierung nicht zu befürchten.

Anwendungsgebiete*
Zur Durchspülung bei Erkrankungen der ableitenden Harnwege. Durchspülungstherapie zur Vorbeugung und Behandlung von Nierengrieß.

Dosierung*
Tagesdosis sind 6 g Droge als Teeaufguß. Aufgrund der Toxizität sollte/darf isoliertes ätherisches Öl nicht verwendet werden.

Ärztliche Verordnungen

Rp. Petroselini herb. conc.	100,0 g
oder	
Rp. Petroselini rad. conc.	100,0 g

Signa: Dreimal täglich 1 Tasse aus 1 Eßlöffel Petersilienkraut als Teeaufguß.
Oder:
Dreimal täglich 1 Tasse aus 1 Teelöffel Petersilienwurzel als Teeabkochung.

Rp. Petroselini herb. conc.	50,0 g
Petroselini rad. conc.	50,0 g

Signa: Nieren- und Blasentee. Dreimal täglich 1 Tasse Tee trinken, zwischen den Mahlzeiten.

Bewährte Fertigarzneimittel
Nieron®-Kapseln oder -Liquidum, nephro-loges-Lösung.

---
* laut Monographie der Kommission E

Queckenwurzelstock (Graminis rhizoma)
(Monographie der Kommission E ▸ S. 113, Abb. 7)

Stammpflanze: *Agropyron repens* LINNÉ, syn. *Elymus repens* (L.) GOULD.

Familie: Poaceae (Gräser).

Vorkommen: Gesamte nördliche Erdhälfte.

Verwendeter Pflanzenteil: Getrockneter gesamter Wurzelstock.

Hauptinhaltsstoffe: Polysaccharide, ätherisches Öl, Saponine, Phytosterole.

Darreichungsformen: Wässeriger Teeaufguß oder besser wässerige Teeabkochung, alkoholische Tinkturen.

Die Quecke gehört zu den häufigsten Unkräutern. Die Volksmedizin verwendet sie bei einer Fülle von Krankheitsbildern: bei Gicht, rheumatischen Beschwerden, chronischen Hauterkrankungen, Harnverhaltung, Blasenkatarrhen, Dysurie, benigner Prostatahyperplasie, Leber- und Gallenleiden, Diabetes und bei Katarrhen der oberen Luftwege.
Auf dem Markt sind häufig Verfälschungen der Droge mit dem Wurzelstock von *Cynodon dactylon* (LINNÉ) PERS., mit *Carex arenaria* LINNÉ oder *Carex disticha* HUDS. anzutreffen. Die Droge enthält die keimhemmenden Substanzen Thymol, Carvacrol und Carvon, die bei ausreichender Dosierung für die Wirkung bei entzündlichen Erkrankungen der ableitenden Harnwege verantwortlich sein können. Die volksmedizinisch beschriebene Wirksamkeit bei der benignen Prostatahyperplasie könnte auf dem Gehalt an delta-5-Sitosterin und delta-5-Sitosteringlucosid beruhen.
Die Kommission E nennt als Indikationen die Durchspülung bei entzündlichen Erkrankungen der Harnwege und die Prophylaxe bei Nierengrieß. Drei- bis fünfmal täglich übergießt man 1 gehäuften Teelöffel Queckenwurzeln (fein zerschnitten) mit kochendem Wasser und seiht nach 5–10 Minuten durch ein Teesieb.
Die Droge und aus ihr hergestellte Extrakte sind in verschiedenen Fertigarzneimitteln enthalten.

Anwendungsgebiete*
Zur Durchspülung bei entzündlichen Erkrankungen der ableitenden Harnwege und als Vorbeugung bei Nierengrieß.

Dosierung*
Tagesdosis 6–9 g Droge als Abkochung.

Ärztliche Verordnungen
Rp. Graminis rhiz. conc. 100,0 g
Signa: Drei- bis fünfmal täglich 1 Tasse trinken.
Zubereitung aus 1 gehäuftem Teelöffel Queckenwurzel als Abkochung.

Bewährte Fertigarzneimittel
Acorus®-Tropfen, Klimax®-Tee Fink.

---
* laut Monographie der Kommission E

Schachtelhalmkraut (Equiseti herba)
(Monographie der Kommission E ▶ S. 112, Abb. 6)

Stammpflanze: *Equisetum arvense* LINNÉ.

Familie: Equisetaceae (Schachtelhalmgewächse).

Vorkommen: Europa, auf feuchten, lehmigen oder sandigen Böden.

Verwendeter Pflanzenteil: Frische oder getrocknete grüne, sterile Sprossen vom Ackerschachtelhalm, zwischen Mai und August gesammelt.

Hauptinhaltsstoffe: Mineralstoffe, darunter etwa 10 % Kieselsäure, Flavonoide, Saponine.

Darreichungsformen: Wässeriger Teeaufguß oder Teeabkochung zur inneren und äußeren Anwendung, Spissum-Extrakte als Badezusatz; Trockenextrakte zur Herstellung von Tabletten.

Bei der Droge handelt es sich um die im Sommer gesammelten getrockneten, grünen, sterilen Sprossen von *Equisetum arvense* LINNÉ. Handelsdrogen enthalten oft auch andere Equisetum-Arten, da diese häufig auf engem Raum zusammen anzutreffen sind. Eine Verfälschung mit *Equisetum palustre* (Sumpfschachtelhalm) ist unbedingt auszuschließen, da dieser toxisch ist. Das Vorliegen von *Equisetum palustre* kann durch den Nachweis bestimmter Alkaloide, u. a. Palustrin, bestätigt werden. Die Kommission E stützt sich auf tierexperimentelle Untersuchungen, ärztliche Erfahrungsberichte und auf Erkenntnismaterial der Erfahrungsheilkunde, wenn sie als Anwendungsgebiete das posttraumatische und statische Ödem, die Durchspülung bei bakteriellen und entzündlichen Erkrankungen der ableitenden Harnwege und den Nierengrieß nennt.

Neben dem aquaretischen Effekt besitzt das Schachtelhalmkraut auch eine besondere Wirkung auf das Bindegewebe, was man auf den Kieselsäuregehalt zurückführt. Deshalb wird *Equisetum arvense* auch zur unterstützenden äußerlichen Behandlung schlecht heilender Wunden empfohlen.

Verordnet man Schachtelhalmkraut zur inneren Anwendung, beträgt die Tagesdosis 6 g. Für Umschläge bereitet man ein Dekokt aus 10 g Droge pro Liter Wasser. *Equisetum arvense* läßt sich gut mit anderen aquaretischen und harndesinfizierenden Drogen kombinieren.

Anwendungsgebiete*
Innerlich: Posttraumatisches und statisches Ödem; zur Durchspülung bei bakteriellen und entzündlichen Erkrankungen der ableitenden Harnwege und bei Nierengrieß. Äußerlich: Zur unterstützenden Behandlung schlecht heilender Wunden.

Dosierung*
Innere Anwendung: mittlere Tagesdosis 6 g Droge; äußere Anwendung: für Umschläge 10 g Droge auf 1 Liter Wasser.

Ärztliche Verordnungen
Rp. Equiseti herb. conc. 100,0 g
Signa: Bei innerer Anwendung: Mehrmals täglich 1 Tasse trinken.
1 Eßlöffel Schachtelhalmkraut mit ca. 150 ml kochendem Wasser übergießen und ca. 5 Minuten auf kleiner Flamme kochen. Bei äußerer Anwendung: Für Umschläge 10 g Droge mit 1 Liter Wasser ca. 15 Minuten auf kleiner Flamme kochen.

Rp. Equiseti herb. conc.	60,0 g
Betulae fol. conc.	20,0 g
Urticae herb. conc.	20,0 g

Signa: Nieren- und Blasentee. Mehrmals täglich 1 Tasse Tee trinken.

Bewährte Fertigarzneimittel
Kneipp®-Schachtelhalmfrischpflanzenpreßsaft, Nieron®-Tee N tassenfertig, Blasen-Nieren-Tee Uroflux®-N-Tubentee, Blasen-Nieren-Tee Stada®.

* laut Monographie der Kommission E

Schwarze Johannisbeerblätter (Ribis nigri folium)

(Monographie der Kommission E: 1992 noch keine Monographie veröffentlicht)

Stammpflanze: *Ribis nigrum* LINNÉ.

Familie: Grossulariaceae (Stachelbeerengewächse).

Vorkommen: Wildwachsend in Mittel-, Ost- und Nordeuropa.

Verwendeter Pflanzenteil: Während oder kurz nach der Blüte gesammelte, getrocknete Laubblätter.

Hauptinhaltsstoffe: Flavonoide, darunter Quercetin- und Kämpferolderivate und Isorhamnetinglykoside, ätherisches Öl, Anthocyanide und Diterpene.

Darreichungsformen: Wässeriger Teeaufguß.

Die Blätter der Schwarzen Johannisbeere waren bislang mehr oder weniger nur in der Volksmedizin bekannt. Dort werden sie aber insbesondere wegen ihrer angenehmen geschmacklichen Eigenschaften sehr gerne als begleitende Maßnahme bei Gicht und rheumatischen Beschwerden verwendet. Erst jüngere wissenschaftliche Untersuchungen rücken Ribis nigri folium auch in das Interesse der »ärztlichen Phytotherapie«, und es verwundert daher auch nicht, daß die Schwarzen Johannisbeerblätter in den Standardzulassungen nach § 36 AMG aufgenommen wurden. In Tierversuchen wurde nach Applikation von wässerigen Auszügen nicht nur eine hypotensive, sondern auch eine eindeutige aquaretisch bzw. schwach saluretische Wirkung nachgewiesen. Die Wirkung basiert vermutlich auf dem relativ hohen Flavonoidgehalt. Die experimentellen Ergebnisse wurden bislang klinisch nur mit einem Kombinationspräparat bestätigt.

Anwendungsgebiete*
Erhöhung der Harnmenge.

Dosierung*
Etwa 1–2 Teelöffel (= 2–4 g) Schwarze Johannisbeerblätter werden mit ca. 150 ml siedendem Wasser übergossen und nach etwa 10 Minuten durch ein Teesieb gegeben. Mehrmals täglich 1 Tasse Tee zwischen den Mahlzeiten trinken.

Ärztliche Verordnung
Rp. Ribis nigri fol. conc. 100,0 g
Signa: Mehrmals täglich 1 Tasse Tee zwischen den Mahlzeiten trinken.
Zur Teezubereitung 1 gehäuften Teelöffel Schwarze Johannisbeerblätter mit ca. 150 ml kochendem Wasser übergießen und ca. 10 Minuten ziehen lassen.

Bewährte Fertigarzneimittel
Uro-Fink®-Teebeutel.

* laut Standardzulassung

Wacholderbeeren (Juniperi fructus)
(Monographie der Kommission E ▶ *S. 114, Abb. 9)*

Stammpflanze: *Juniperus communis* LINNÉ.

Familie: Cupressaceae (Zypressengewächse).

Vorkommen: Vor allem in Heidegebieten und Magerwiesen, aber auch in Mooren wildwachsend von der Ebene bis ins Hochgebirge in Europa, Nord- und Westasien, Algerien und Nordamerika.

Verwendeter Pflanzenteil: Reife (dunkelblau gefärbte) frische oder getrocknete Beeren (botanisch handelt es sich um Beerenzapfen) von *Juniperus communis.*

Hauptinhaltsstoffe: Ätherisches Öl mit den Monoterpenkohlenwasserstoffen alpha- und beta-Pinen, Myrcen, Sabinen, Thujen, Limonen u. a., den Sesquiterpenkohlenwasserstoffen Caryophyllen, Cadinen, Elemen u. a. sowie dem Monoterpenalkohol Terpinen-4-ol, etwa 30 % vergärbare Zucker, Harz und Catechingerbstoffe.

Darreichungsformen: Die Beeren direkt zerkauen, wässerige Aufgüsse und Abkochungen, Wacholderdickextrakt, das aus den Beeren gewonnene reine ätherische Öl.

Bei der Droge handelt es sich um die reifen schwarzbraunen, bläulich bereiften Beerenzapfen von *Juniperus communis* LINNÉ ssp. *communis*, die im Spätsommer gesammelt und bei Raumtemperatur getrocknet werden. Drogenimporte stammen häufig aus Jugoslawien.
Oft enthalten Handelsdrogen einen mehr oder weniger großen Anteil an grauen Scheinfrüchten. Die unreifen Beerenzapfen sind in der Zusammensetzung ihrer Inhaltsstoffe anders als die reifen Wacholderbeeren und in ihrer pharmazeutischen Qualität minderwertig.
Wacholderbeeren sind ein beliebtes Küchengewürz, ihre Wirkung bei Dyspepsie ist bekannt. In der Volksmedizin sind Wacholderbeerzubereitungen als Aquaretikum und zur »Frühjahrskur« von großer Bedeutung. Dennoch nennt die Monographie der Kommission E als Indikation nur »dyspeptische Beschwerden« und enthält lediglich den Hinweis: »Kombination mit anderen pflanzlichen Drogen in Blasen- und Nierentees und entsprechenden Zubereitungen können sinnvoll sein«. Ätherisches Wacholderbeeröl, das in Fertigarzneimitteln enthalten ist, weist zwar aquaretisch wirksame Substanzen auf (Terpinen-4-ol), daneben aber auch nierenreizende Monoterpenkohlenwasserstoffe (alpha- und beta-Pinen). Die Zusammensetzung und damit die pharmazeutische Qualität dieses ätherischen Öls unterliegt starken Schwankungen. So spielen Herkunft, Witterungsverlauf während der Fruchtentwicklung, Reifegrad der Scheinbeeren eine Rolle sowie die Tatsache, daß oft auch Nadeln und Holz von *Juniperus communis* zur Destillation eingesetzt werden. Minderwertige Wacholderbeeröle enthalten einen großen Anteil an nierenreizenden Stoffen und sind vermutlich für Albuminurie und andere nephrotoxische Wirkungen verantwortlich. Deshalb bewertete die Kommission E die Wacholderbeeren mit Zurückhaltung, obwohl in Tierexperimenten eine aquaretische Wirkung und ein spasmolytischer Effekt an der glatten Muskulatur nachgewiesen werden konnten.
Um die pharmazeutische Qualität von ätherischen Wacholderbeerölen eindeutig zu kennzeichnen, wäre die Einführung eines sogenannten Nierenirritationsfaktors (NIF) sinnvoll. Dieser NIF könnte

Harnwegsdesinfizienzien

Einführung

Bakterielle Infektionen der Harnwege sowie *Reizblase* und *Blasenkatarrh* sind in der allgemeinmedizinischen, internistischen und urologischen Praxis ein häufiges Problem. 6 % aller Frauen suchen beispielsweise wegen einer Dysurie im weitesten Sinne ihren Arzt auf.
Pflanzliche Harnwegsinfektionstherapeutika stehen in großer Zahl und vor allem in verschiedenen Kombinationen zur Verfügung. Es sei jedoch gleich zu Beginn dieses Abschnitts betont, daß Phytotherapeutika *kein Ersatz* für Chemotherapeutika und Antibiotika sind. Eine akute Zystitis, eine signifikante Bakteriurie oder eine fiebrige Harnwegsinfektion darf und kann selbstverständlich nicht ausschließlich phytotherapeutisch behandelt werden. Hier müssen Antibiotika bzw. stärker wirksame synthetische Arzneimittel in genügend hoher Dosierung über einen ausreichend langen Zeitraum verabreicht werden. Neben dieser »Chemotherapie« stellen pflanzliche Harnwegstherapeutika jedoch wertvolle *Adjuvanzien* dar. Rational ist auch der zusätzlich unterstützende Einsatz von Drogenzubereitungen, die zu einer vermehrten Harnausscheidung führen (aquaretisch wirksame Dorgen).

Wirkungen

Reine *Harnwegsinfektionstherapeutika* haben in der Regel nur eine antibakterielle, jedoch keine aquaretische Wirkung. Der bakterizide/bakteriostatische Effekt kann im wesentlichen auf folgenden Inhaltsstoffen beruhen:

- Wasserlösliche Phenolglykoside (z. B. Arbutin, Methylarbutin, Orcinglucosid u. a.),
- Bestandteile ätherischer Öle bzw. von Senfölen. Letztere werden zu harngängigen Metaboliten (Glucuronoiden, Mercapturonsäure-Derivaten) umgebildet.

Als ein »positiver Nebeneffekt« einiger Drogen kann die Anregung bzw. Verstärkung der Nierendurchblutung bezeichnet werden.
Um eine ausreichende Durchspülung des Nierenparenchyms und der ableitenden Harnwege, und damit eine effiziente Keimreduzierung per vias naturales zu erreichen, empfiehlt sich in den meisten Fällen eine *Kombination* der *Harnwegsdesinfizienzien* mit *Aquaretika.* Eine reichliche Flüssigkeitszufuhr ist also zweckmäßig, sofern keine Gegenindikationen wie Hypertonie, Niereninsuffizienz oder Neigung zu Ödembildung bestehen.

Indikationen

Wie eingangs erwähnt, müssen bei ausgeprägten bakteriellen Infektionen des Harntraktes Chemotherapeutika bzw. Antibiotika verabreicht werden. Dies gilt vor allem auch dann, wenn Problemkeime wie Proteus, Candidaarten, Chlamydien, Mykoplasmen, Trichomonaden, Tuberkelbakterien und Gonokokken vorliegen. Pflanzliche Harnwegstherapeutika können bei diesen Krankheitsbildern jedoch als wertvolle Adjuvanzien eingesetzt werden, insbesondere um die Chemotherapie abzukürzen [9–12].
Ist die chemotherapeutische bzw. antibiotische Therapie abgeschlossen, empfiehlt sich eine wochen- bis monatelange Gabe von Harnwegsdesinfizienzien zur Nachbehandlung und Rezidivprophylaxe (Durchspülungtherapie). Dies gilt besonders, um Colibakterien restlos zu entfernen! (*1–6*).

Ein weiteres Anwendungsgebiet stellen chronische Zustände nach Pyelonephritis, Ureteritis und Urethritis dar; ebenso können Krankheitsbilder wie Reizblase, Blasenkatarrh und Honeymoon-Zystitis mit pflanzlichen Harnwegsinfektionstherapeutika behandelt werden. Die Keimzahl sollte dann allerdings weniger als 10^6 pro Milliliter Harn betragen. Insbesondere chronische Katarrhe der Harnwege können auf die alleinige Gabe eines Phytopharmakons, eventuell in Kombination mit physikalischen Anwendungen, gut ansprechen (*11, 12*).

Besonders geeignet ist die Therapie mit pflanzlichen Harnwegsdesinfizienzien zur Behandlung der isolierten *asymptomatischen Bakteriurie*. Bei dieser Entzündung tritt keine Leukozyturie auf, der Patient hat kein Fieber und klagt auch nicht über Flankenschmerzen etc. Eine antibiotische Therapie kann in diesem Fall zunächst unterbleiben (*13*) solange keine erheblichen Beschwerden (Temperatur, Erbrechen, bei Kleinkindern Trinkunlust, starke Schmerzen beim Wasserlassen etc.) auftreten oder der mikrobielle Befund des Urins (z.B. Keimzahlen im Mittelstrahlurin $> 10^6$ Keime/ml) eine Antibiotikatherapie notwendig erscheinen läßt.

Ein wissenschaftlich vertretbarer, und daher auch immer mehr in Kliniken genutzter, Einsatz von *bakteriostatisch, aquaretisch* und *antiphlogistisch* wirksamen Phytopharmaka (– beispielsweise in Form von pharmazeutisch hochwertigen »Nieren- und Blasentees« –) ist die *prae-* und *postoperative* Anwendung bei der transurethralen Prostata-Adenom-Resektion (TUR) (*9, 10*). In diesem Falle können Antibiotika eingespart werden (*9, 10*)!

Kontraindikationen

Damit in die Harnwege und Nieren eingedrungene Keime rasch eliminiert werden, empfiehlt es sich, mindestens einen Liter eines Blasen- und Nierentees täglich zu trinken. Bei Neigung zu Ödembildung, Hypertonie und Niereninsuffizienz ist eine vermehrte Flüssigkeitszufuhr kontraindiziert. Hier kann der Arzt auf feste Fertigarzneimittel (Tabletten, Kapseln etc.) zurückgreifen, wobei jedoch auf eine ausreichende bakteriostatische und aquaretische Wirkung geachtet werden muß.

Harnwegsdesinfizienzien sind als *alleinige* Therapie bei Infektionen mit Problemkeimen kontraindiziert (s.o.), sie kommen in diesem Fall aber als Adjuvanzien in Betracht.

Pflanzliche Arzneimittel

Übersicht über die Harnwegsdesinfizienzien (*Tab. 3*)

Deutscher Name	Stammpflanze(n)	Hauptinhaltsstoffe
Bärentraubenblätter	*Arctostaphylos uva-ursi* (LINNÉ) SPRENGEL	Arbutin und Methylarbutin
Birnenblätter	*Pirus communis* LINNÉ	Arbutin
Brunnenkressenkraut	*Nasturtium officinale* ROBERT BROWN	Senfölglykoside
Bukkoblätter	*Barosma betulina* BARTL und *Barosma crenulata* HOOKER	Ätherisches Öl mit Diosphenol
Gewürzsumachwurzelrinde	*Rhus aromatica* AITON	Gallussäurederivate, Orcin-beta-D-glucosid, Flavonoide u. a.
Kapuzinerkressenkraut	*Tropaeolum majus* LINNÉ	Glucosinolate (Glucotropaeolin)
Meerrettichwurzel	*Armoracia rusticana* PH. GAERTNER	Phenylethylsenföl (Gluconasturtiin, Sinigrin)
Preiselbeerblätter	*Vaccinium vitis-idaea* LINNÉ	Arbutin
»Tschagorischer Tee«	*Bergenia crassifolia* (LINNÉ) ENGLER	Arbutin
Weißes Sandelholz	*Santalum album* LINNÉ	Ätherisches Öl mit alpha- und beta-Santalol

Bärentraubenblätter (Uvae ursi folium DAB 10)
(Monographie der Kommission E ▸ S. 125, Abb. 21)

Stammpflanze: *Arctostaphylos uva-ursi* (LINNÉ) SPRENGEL.

Familie: Ericaceae (Heidekrautgewächse).

Vorkommen: Nord- und Mitteleuropa, Asien und Nordamerika, in gemäßigten kühlen Heide- und Nadelwaldzonen.

Verwendeter Pflanzenteil: Getrocknete und/oder frische (zur Herstellung von Frischpflanzensäften) Blätter, die über das ganze Jahr gesammelt werden (ausschließlich Wildsammlung).

Hauptinhaltsstoffe: 4–12 % Arbutin und Methylarbutin – das DAB 10 schreibt einen Mindestgehalt von 6 % Hydrochinonderivaten vor – wobei je nach Standort eine unterschiedliche Verteilung zwischen Arbutin und Methylarbutin auftritt. Neben diesen phenolischen Heterosiden enthalten Bärentraubenblätter je nach Provenienz 10–20 % Gerbstoffe (überwiegend Gallotannine), Flavonoide, Triterpene und Iridoide (z. B. Monotropein).

Darreichungsformen: Wässeriges Kaltmazerat, Frischpflanzenpreßsaft, Trockenextrakte zur Herstellung von Tabletten, Dragees und Weichgelatinekapseln, alkoholisch-wässerige Tinkturen.

Das wichtigste Harnwegsinfektionstherapeutikum sind die Bärentraubenblätter (*Arctostaphylos uva-ursi* (L.) SPRENGEL). Verwendet werden die frischen oder getrockneten Laubblätter, die eine dunkel- bis gelblich-grüne Farbe besitzen müssen. Die verbreitetste Darreichungsform ist der Bärentraubenblätter-Tee.
Bärentraubenblätter enthalten als »prodrug« das Phenolglucosid Arbutin in einer Konzentration von 4–12 %. Dieses wird im Körper metabolisiert und im Harntrakt zu dem Phenol Hydrochinon hydrolysiert. Das Hydrochinon ist die desinfizierende Substanz, für deren Wirkung jedoch folgende Bedingungen erfüllt sein müssen:

- Es muß eine genügend hohe Hydrochinonkonzentration im Harntrakt vorliegen, wofür eine Tagesdosis von 400–700 mg Arbutin notwendig ist (entspricht einer mittleren Tagesdosis von 10 g Bärentraubenblättern). Es ist empfehlenswert, eine geprüfte Arzneibuchdroge mit einem Gehalt an Hydrochinon-Derivaten von mindestens 6 % zu verordnen.

- Der Harn muß alkalisch reagieren (pH 8). Die meisten Erreger bewirken eine saure Reaktion des Harns, daher muß der Urin durch Natriumhydrogencarbonat oder Natriumdiphosphat alkalisiert werden. Selbstverständlich dürfen Bärentraubenblätter nicht gemeinsam mit dem Harnantiseptikum Methenamin verabreicht werden, da diese Substanz einen sauren Harn (pH < 5,5) benötigt.

Außer dem Arbutin enthalten Bärentraubenblätter noch reichlich Gerbstoffe (10–15 %), die bei Magenempfindlichen Übelkeit, Widerstreben und Erbrechen auslösen können. Dies läßt sich durch die Herstellung eines Kaltmazerates vermeiden, da hierdurch weniger Gerbstoffe in den wässerigen Auszug übergehen. Ein kalt mazerierter Tee schmeckt daher besser, was für die Patientencompliance wichtig ist. Die Tagesdosis von 10 g Bärentraubenblättern wird über Nacht (6–12 Stunden) angesetzt, der wässerige Teeauszug dann abgeseiht, kurz aufgekocht und heiß in einer Thermoskanne aufbewahrt. Man trinkt über den Tag verteilt 4–6 Tassen Bärentraubenblättertee.
Auch kombinierte Nieren- und Blasentees enthalten Bärentraubenblätter. Beträgt ihr Anteil weniger als 30 %, darf ein heißer Teeaufguß bereitet werden, da die Gerbstoffkonzentration in diesen Kombinationstees noch tolerierbar ist.
Eine *Langzeiteinnahme* von Bärentraubenblättertee wird nicht empfohlen, da der aktive Metabolit, das Hydrochinon, nach langer Anwendung möglicherweise zu Leberschäden führt. Daher findet sich in der Monographie der Kommission E der Hinweis, daß ein längerfristiger Gebrauch von Bärentraubenblättertee nur nach Rücksprache mit dem Arzt erfolgen darf.
Arbutinhaltige Bärentraubenblätterzubereitungen wirken gegen folgende Keime: **Citrobacter, Enterobacter, Escherichia-Species, Klebsiella, Proteus, Pseudomonas und Staphylococcus-Species** (*3, 4*).

Anwendungsgebiete*
Entzündliche Erkrankungen der ableitenden Harnwege

Dosierung*
Mittlere Tagesdosis 10 g geschnittene oder gepulverte Droge entsprechend 400–700 mg Arbutin auf 150 ml Wasser als Aufguß oder Kaltmazerat.
Auf Alkalisierung des Harns ist zu achten.
Hinweis: Das Maximum der antibakteriellen Wirkung liegt etwa 3–4 Stunden nach Gabe der Drogenzubereitung.

Ärztliche Verordnungen

Rp.	Uvae ursi fol. conc.	100,0 g
	oder	
Rp.	Uvae ursi fol. conc.	70,0 g
	Betulae fol. conc.	15,0 g
	Solidaginis herb. conc.	15,0 g

Signa: bis zu 5 Tassen täglich trinken.
Ca. 10 g Tee (3 Eßlöffel voll) über Nacht mit genügend Wasser kalt mazerieren. Nach dem Abseihen den Tee kurz erhitzen.

Bewährte Fertigarzneimittel
Arctuvan® Dragees, Blasen-Nieren-Tee Uroflux®, Cephanephrin®-N-Tropfen, Cystinol Lösung, Herniol Tropfen, Nieron®-Tee, Uro-Fink®-Filtertee, Uvalysat®-Tropfen (ein Monopräparat).

* laut Monographie der Kommission E

Birnenblätter (Piri communis folium)
(Monographie der Kommission E: 1992 noch keine Monographie veröffentlicht)

Stammpflanze: *Pirus communis* LINNÉ.

Familie: Rosaceae (Rosengewächse).

Vorkommen: Asien, Europa, Nordamerika.

Verwendeter Pflanzenteil: Getrocknete, möglichst junge Blätter des kultivierten Birnbaumes.

Hauptinhaltsstoffe: Bis zu 5 % Arbutin, ferner bis zu 8 % Labiatengerbstoffe (z. B. Chlorogensäure, Rosmarinsäure u. a.), welche nur einen schwach adstringierenden Effekt besitzen sowie Phloretin, eine schwach keimhemmende Verbindung.

Darreichungsform: Wässeriger Teeaufguß.

Anwendungsgebiete und Dosierung*
Keine, da bislang noch keine Monographie vorliegt.

Dosierungsvorschlag (Volksmedizin)
Mehrmals täglich 1 Tasse Teeaufguß, hergestellt aus einem Eßlöffel voll geschnittener Birnenblätter, ca. 10 Minuten ziehen lassen.

Ärztliche Verordnungen und bewährte Fertigarzneimittel
Keine bekannt.

---

* laut Monographie der Kommission E

Die Blätter von *Pirus communis* haben einen Arbutingehalt von ungefähr 2–5 %, der Gerbstoffgehalt ist mit maximal 8 % günstiger als bei Bärentraubenblättern. Birnenblätter sind vor allem in der Volksmedizin wegen ihres besseren Geschmacks bekannt, sie werden heute in verschiedenen Blasen- und Nierentees verwendet.

Brunnenkressenkraut (Nasturtii herba)
(Monographie der Kommission E ▶ S. 117)

(Monographie der Kommission E ▶ S. 117)

Stammpflanze: *Nasturtium officinale* ROBERT BROWN.

Familie: Brassicaceae (Kreuzblütler).

Vorkommen: Europa, Nordasien.

Verwendeter Pflanzenteil: Frische oder getrocknete, während der Blüte gesammelte oberirdische Pflanzenteile (Kraut).

Hauptinhaltsstoffe: Nichtflüchtige Senfölglykoside, darunter das Gluconasturtiin, ein Phenylethylglucosinolat sowie während der Bearbeitung entstehende flüchtige Isothiocyanate (Senföl).

Darreichungsformen: Frisches zerkleinertes Kraut, Frischpflanzenpreßsaft, alkoholisch-wässerige Tinktur, Trokkenextrakte zur Herstellung von Tabletten und Dragees.

Anwendungsgebiete*
Katarrhe der Luftwege (!)

Dosierung*
Tagesdosis 4–6 g Droge oder 20–30 g frisches Kraut oder 60–150 g Frischpflanzenpreßsaft.

Ärztliche Verordnung
Keine bekannt.

Bewährte Fertigarzneimittel
Kneipp®-Brunnenkresse-Pflanzensaft, Akutur®-Tee, Glutefin-Tropfen.

* laut Monographie der Kommission E

Als Droge dienen die während der Blütezeit gesammelten oberirdischen Pflanzenteile von *Nasturtium officinale* ROBERT BROWN syn. *Rorippa nasturtium-aquaticum* LINNÉ. Das therapeutisch wirksame Prinzip dieser Pflanze sind Senfölglucoside, die gramnegative und grampositive Keime hemmen. Frischpflanzensäfte aus dem Brunnenkressenkraut werden gerne verabreicht, gelegentlich können jedoch Magenreizungen auftreten, was bei Teezubereitungen seltener vorkommt. Auch auf die immer wieder auftretende Senfölallergie sei an dieser Stelle hingewiesen. Als Indikation für Brunnenkressenkraut nennt die Kommission E »Katarrhe der Luftwege«. Da Meerrettich und Brunnenkressenkraut ähnliche Substanzen enthalten, könnte beim Brunnenkressenkraut aus Plausibilitätsgründen auch die Indikation: »Unterstützende Therapie bei Infekten der ableitenden Harnwege« genannt werden.

Bukkoblätter (Bucco folium bzw. Barosmae folium)
(Monographie der Kommission E ▶ S. 108)

Stammpflanzen: *Barosma betulina* BARTL und *Barosma crenulata* HOOKER.

Familie: Rutaceae (Rautengewächse).

Vorkommen: Südafrika, Angola.

Verwendeter Pflanzenteil: Getrocknete Laubblätter.

Hauptinhaltsstoffe: Bis 2 % ätherisches Öl mit 12–30 % Diosphenol (syn. Bukko-bzw. Barosmacampher) sowie reichlich Isomenthon, Menthon und Limonen. Weitere Inhaltsstoffe sind Flavonoide und Schleim.

Darreichungsformen: Wässeriger Teeaufguß, alkoholisch-wässerige Tinktur, Trockenextrakte zur Herstellung von Dragees.

Obwohl Bukkoblätter nur schwach bakteriostatisch wirken, werden sie in der Volksmedizin gerne verwendet, was vermutlich auf das angenehme, an schwarze Johannisbeeren erinnernde Aroma zurückzuführen ist. Bukkoblätter enthalten ca. 1–2 % ätherisches Öl mit bis zu 30 % Diosphenol, das auch als Bukkocampher bezeichnet wird. Dieser Bukkocampher entsteht bei der Wasserdampfdestillation aus Piperitonepoxid. Ob in einem Tee ausreichend hohe Konzentrationen von Bukkocampher entstehen, ist zweifelhaft. Eine schwache antibakterielle Wirkung der Droge ist jedenfalls sicher, und wegen ihres fruchtigen Aromas sind Bukkoblätter zumindest als sinnvolles Geschmackskorrigens in Blasen- und Nierentees gerechtfertigt.

Anwendungsgebiete und Dosierung*
Keine, da das vorhandene wissenschaftliche Erkenntnismaterial für eine Positiv-Monographie nicht ausreichte. Die Verwendung als Geschmackskorrigens in Nieren- und Blasentees wird von der Kommission jedoch gutgeheißen.

Ärztliche Verordnung
Keine bekannt.

Bewährte Fertigarzneimittel
Buccotean-Tee, Buccosperin-Tee, Uron-Tee Duopharm®, Nieral®-S-Dragees, Salus-Uron-Tropfen, Uraton-Tropfen.

---

* laut Monographie der Kommission E

Gewürzsumachwurzelrinde (Rhois aromaticae radicis cortex)
(Monographie der Kommission E: 1992 noch keine Monographie veröffentlicht)

Stammpflanze: *Rhus aromatica* AITON syn. *Rhus canadensis* MARSHALL.

Familie: Anacardiaceae (Sumachgewächse).

Vorkommen: Nordamerika.

Verwendeter Pflanzenteil: Getrocknete Wurzelrinde, als unerwünschte Beimengung ist auch die Stammrinde im Handel.

Hauptinhaltsstoffe: Bakteriostatisch wirksames ätherisches Öl mit rund 90 Einzelverbindungen. Orcin-beta-D-glucosid, Flavonoide, Gallussäurederivate und Phytosterole.

Darreichungsformen: Alkoholisch-wässerige Tinktur und Trockenextrakte zur Herstellung von Weichgelatinekapseln.

Die getrocknete Wurzelrinde dieses nordamerikanischen Strauches wird unter der Bezeichnung Rhois aromaticae radicis cortex gehandelt. Die Droge ist die Wurzelrinde von *Rhus aromatica* AITON, syn. *Rhus canadensis* MARSHALL. Schon länger bekannt ist, daß die Gewürzsumachwurzelrinde keimhemmende Gallussäurederivate enthält. In einer 1988 durchgeführten phytochemischen Prüfung konnten zusätzlich Orcin-beta-D-glucosid, ein Phenolglucosid mit mittelstarker bakteriostatischer Wirkung, und mehrere Flavonoide sowie aus dem ätherischen Öl Farnesylaceton, Camphen, 2-Pentenylfuran, Caryophyllen, Terpinen-4-ol und Cadinen isoliert werden. Das ätherische Öl besteht aus über 90 einzelnen Verbindungen.

In der Volksmedizin wird die Gewürzsumachwurzelrinde seit langem zur Behandlung der Enuresis, Reizblase und Zystitis verwendet, was in erster Linie auf die bakteriostatisch und antiphlogistisch wirksamen Inhaltsstoffe zurückzuführen ist. Eine Monographie der Kommission E über diese Droge liegt nicht vor.

Bei der Wirksamkeitsprüfung eines Kombinationspräparates mit dem Hauptbestandteil Extractum Cortex Rhois aromaticae (80 mg pro Kapsel) an 148 männlichen und 767 weiblichen Patienten mit Reizblase und/oder Harninkontinenz besserten sich sämtliche Zielvariablen (zwingender Harndrang, Miktionshäufigkeit am Tag bzw. in der Nacht, Schmerzen beim Harnlassen, Harninkontinenz bei Anstrengung bzw. beim Husten und Schmerzen im Unterbauch) hochsignifikant (*7a*).

Anwendungsgebiete und Dosierung*
Keine, da noch keine Monographie verabschiedet wurde. Aufgrund der vorhandenen Inhaltsstoffe und der Ergebnisse der mikrobiellen Prüfungen sind die Anwendungsgebiete »Reizblase und entzündliche Erkrankungen der ableitenden Harnwege« plausibel und medizinisch vertretbar.

Ärztliche Verordnung
Keine, da die Droge in Apotheken nicht erhältlich ist.

Bewährte Fertigarzneimittel
Cysto-Fink®-Kapseln, Inconturina-S-Tropfen.

* laut Monographie der Kommission E

Preiselbeerblätter (Vitis idaeae folium)

(Monographie der Kommission E: 1992 noch keine Monographie veröffentlicht, Abb. 28)

Stammpflanze: *Vaccinium vitis-idaea* LINNÉ.

Familie: Ericaceae (Heidekrautgewächse).

Vorkommen: Nord- und Mitteleuropa, häufig an den gleichen Standorten zusammen mit Bärentraubenblättern.

Verwendeter Pflanzenteil: Am Ende des Sommers gesammelte getrocknete Laubblätter.

Hauptinhaltsstoffe: 2–5 % Arbutin und 5–8 % Gerbstoffe, Flavonoide.

Darreichungsformen: Wässeriger Teeaufguß, Fluidextrakt (1 : 1).

Zu den in der Volksmedizin genutzten arbutinhaltigen Pflanzen zählen die Preiselbeerblätter von *Vaccinium vitis-idaea*, die 5% Arbutin und maximal 8% Gerbstoffe enthalten. Preiselbeerblätter werden in Blasen- und Nierentees verwendet, da sie besser schmecken als Bärentraubenblätter. Bei Preiselbeerblättern ist auch ein Teeaufguß (Infusum) möglich.

Anwendungsgebiete und Dosierung*
Keine, da noch keine Monographie verabschiedet wurde.

Volksmedizinische Dosierungsempfehlung
3–4 Eßlöffel zerkleinerte Preiselbeerblätter läßt man 15 Minuten lang in einem Liter Wasser auf kleiner Flamme kochen und weitere 10 Minuten lang ziehen. Der gesamte Teeauszug soll im Laufe eines Tages getrunken werden.

Ärztliche Verordnung
Rp. Vitis idaeae fol. conc. 100,0 g
Signa: Den Teeaufguß aus 3–4 Eßlöffeln Preiselbeerblättern über den Tag verteilt trinken.

Bewährte Fertigarzneimittel
Keine bekannt.

* laut Monographie der Kommission E

Tschagorischer Tee (Bergeniae folium)
(Monographie der Kommission E: 1992 noch keine Monographie veröffentlicht)

Stammpflanze: *Bergenia crassifolia* (LINNÉ) ENGLER.

Familie: Saxifragaceae (Steinbrechgewächse).

Vorkommen: Europa (als Gartenzierpflanze kultiviert).

Verwendeter Pflanzenteil: Getrocknete Laubblätter.

Hauptinhaltsstoffe: 12–20 % Arbutin und bis zu 22 % Gerbstoffe (vornehmlich Gallotannine), Flavonoide.

Darreichungsformen: Wässeriges Kaltmazerat und/oder wässeriger Teeaufguß.

In manchen Gegenden sind die Blätter von *Bergenia crassifolia* (LINNÉ) ENGLER als »Tschagorischer Tee« bekannt und beliebt und werden als Harnwegsdesinfizienz verwendet. Sie enthalten ungefähr 12–20 % (!) Arbutin und bis zu 22 % Gerbstoff und sind trotz des hohen Arbutingehalts den Bärentraubenblättern wegen des herben und adstringierenden Geschmacks nicht überlegen.

Anwendungsgebiete und Dosierung*
Keine, da noch keine Monographie verabschiedet wurde.

Volksmedizinische Dosierungsempfehlung
2–3 Eßlöffel zerkleinerte Bergeniablätter über Nacht kalt mazerieren, nach dem Abseihen der Blätter den Auszug kurz erhitzen und den gesamten Teeauszug über den Tag verteilt trinken.

Ärztliche Verordnung
Keine bekannt.

Bewährte Fertigarzneimittel
Keine bekannt.

---

* laut Monographie der Kommission E

Weißes Sandelholz (Santali albi lignum)
(Monographie der Kommission E ▸ S. 121)

Stammpflanze: *Santalum album* LINNÉ.

Familie: Santalaceae (Leinblattgewächse).

Vorkommen: In Indien beheimatet, auf den Philippinen kultiviert.

Verwendeter Pflanzenteil: Splintholz, das von der Rinde und vom roten Kernholz befreit wurde.

Hauptinhaltsstoffe: 4–6,5 % ätherisches Öl, mit den bakteriostatisch wirksamen Hauptkomponenten alpha- und beta-Santalol, ferner Phenolcarbonsäuren.

Darreichungsformen: Wässerige Teeabkochung; das reine ätherische Öl, abgefüllt in magensaftresistente Weichgelatinekapseln.

Anwendungsgebiet*
Zur unterstützenden Therapie bei Infektionen der ableitenden Harnwege.

Dosierung*
Tagesdosierung 10–20 g zerkleinerte Droge als Teeabkochung bzw. 1–1,5 g ätherisches Sandelholzöl.

Ärztliche Verordnung
Rp. Santali albi lig. conc. 100,0 g
Signa: Drei- bis fünfmal am Tag eine Tasse Sandelholzabkochung trinken, Zubereitung aus einem gehäuften Eßlöffel zerkleinertem Sandelholz.

Bewährte Fertigarzneimittel
Gelosantal® dünndarmlösliche Kapseln.

* laut Monographie der Kommission E

Das bakteriostatische Prinzip des weißen Sandelholzes ist das ätherische Öl mit den Sesquiterpenalkoholen alpha- und beta-Santalol. Nach der Resorption werden die Santalole durch Glucuronisierung nierengängig und führen so zu einer Desinfektion der Harnwege. Allerdings muß Sandelholzöl relativ hoch dosiert werden (Tagesdosis 10–20 g Droge oder 1–1,5 g ätherisches Öl), damit es zur gewünschten Wirkung kommt.
In der Monographie der Kommission E sind folgende Indikationen aufgeführt: »Zur unterstützenden Therapie bei Infektionen der ableitenden Harnwege.« An Darreichungsformen kommen magensaftresistente Kapseln mit reinem Sandelholzöl in Betracht, als Teezubereitung wird eine Abkochung vorgeschrieben.
Neben dem weißen Sandelholz ist auch *rotes Sandelholz* im Handel, das als Schmuckdroge in Teemischungen verwendet wird. Eine harndesinfizierende Wirkung besitzt es nicht.

Literatur

1. Asbach, H. W.: Diagnostische und therapeutische Probleme bei Harnwegsinfektionen. Notab. med. 5 (1984) 387
2. Asbach, H. W. und H. Ikinger: Der Nieren- und Harnwegskranke. Hippokrates, Stuttgart 1985
3. Frohne. D.: Untersuchungen zur Frage der harndesinfizierenden Wirkung von Bärentraubenblätter-Extrakt. Planta med. 18 (1970) 1
4. Frohne, D.: Arctostaphylos uva ursi – Die Bärentraube. Z. Phytother. 7 (1986) 45
5. Hänsel, R.: Lehrbuch der Pharmakognosie und Phytopharmazie. 4. Aufl. Springer, Berlin – Heidelberg – New York 1988
6. Hostettmann, K. und M. Hamburger: Das Bild der Pflanzen, welche bei Harnwegsinfekten und Prostataadenom eingesetzt werden. Schweiz. Z. GanzheitsMedizin 3 (1990) 120
7. Janssen, H., B. Patz und L. Wackerle: Harnwegsinfektion und Steinleiden – Untersuchungen zur Wirksamkeit und Verträglichkeit von Uro Fink®. Therapiewoche 37 (1987) 709

7a. Lenau, H., G. Höxter, A. Müller und H. Maier-Lenz: »Wirksamkeit und Verträglichkeit von Cysto-Fink® bei Patienten mit Reizblase und/oder Harninkontinenz«, Therapiewoche 34 (1984) 6054–6059

8. Loew, D., V. Heimsoth, E. Kuntz, und H. Schilcher: Diuretika – Chemie, Pharmakologie und Therapie einschließlich Phytotherapie. 3. Aufl. Thieme, Stuttgart 1992
9. Nöske, H. D.: Infektionsprophylaxe in der Prostata-Chirurgie – eine sinnvolle Indikation für die Durchspülungstherapie mit einem Nierentee-Präparat. Z. GanzheitsMedizin 6 (1989) 184
10. Bichler, K. H.: (Tübingen) persönliche Mitteilung (1990)
11. Redecker, K. D.: Beitrag zur Durchspülungstherapie in der Urologie. Ther. d. Gegenw. 7 (1965), 976
12. Schotsch, G.: Durchspülungstherapie der Harnwege. Allgemeinarzt 8 (1986) 27
13. Schulte, F. J. und J. Spranger: Lehrbuch der Kinderheilkunde. 26. Aufl. Gustav Fischer, Stuttgart – New York 1988

Miktionsbeeinflussende Mittel zur Behandlung der Reizblase

Einführung

Die *Reizblase* (Neuralgia vesicae) ist ein *Symptom* eines pathogenetisch komplexen Krankheitsgeschehens und nicht ein für sich bestehendes Krankheitsbild. Die Ursache kann *entzündlicher* (z. B. erkältungsbedingt), *hormoneller* (z. B. klimakterisch) oder *psychovegetativer* (z. B. Reizblase mit Enuresis bei Kindern) Art sein. Klinische Zeichen der Reizblase sind Pollakisurie, Algurie und schließlich Tenesmen, wobei man drei Schweregrade unterscheidet: Bei der Reizblase Grad I ist die Miktionsfrequenz leicht erhöht, beim Grad II besteht anhaltender Harndrang und ein starker Reiz zum Wasserlassen, zusätzlich kann es zur Streßinkontinenz kommen. Grad III ist schließlich durch dieselben Symptome wie Grad II charakterisiert, mit zusätzlichen, sehr schmerzhaften Tenesmen. Diskutiert wird eine gesteigerte Sensibilität des Detrusors, bzw. eine Dysregulation im Zusammenspiel zwischen Sphinkter und Detrusor. Charakteristisch für die Reizblase ist, daß *kein* pathologischer Sedimentbefund vorliegt. Phytopharmaka können im Stadium I und – bei ärztlicher Aufsicht – auch im Stadium II erfolgreich eingesetzt werden (*1, 7, 8, 10*).

Wirkungen

Da der Reizblase ganz unterschiedliche Ursachen zugrunde liegen, werden zu ihrer Behandlung Phytopharmaka mit völlig verschiedenen Angriffspunkten und Wirkungsmechanismen eingesetzt. Liegt eine *entzündliche Reizblase* vor, eignen sich Arzneipflanzen mit antiphlogistischer, desinfizierender und aquaretischer Wirkung (Bärentraubenblätter, Birkenblätter, Brennesselkraut, Brunnenkressekraut, Bukkoblätter, Goldrutenkraut, Hauhechelwurzel, Kapuzinerkressenkraut, Löwenzahnwurzel mit Kraut, Meerrettichwurzel, Orthosiphonblätter, Weißes Sandelholz, Schachtelhalmkraut und Wacholderbeeren, s. S. 17 und 43).
Mono- oder Kombinationspräparate pflanzlicher Sedativa werden verordnet, wenn es sich um eine *psychovegetativ* verursachte Blasenstörung handelt. Bei *ungeklärter Dysregulation* des Zusammenspiels von Sphinkter und Detrusor, bzw. der gesamten Blasenmuskulatur erwies sich ein Kürbis-Monopräparat (*4*), sowie ein Kürbis-Kombinationspräparat (lipophiler Medizinalkürbisauszug, Gewürzsumachwurzelrindenextrakt, Kava-Kava-Extrakt, Hopfenextrakt und Bärentraubenblätterextrakt) als wirksam. In einer klinischen Untersuchung an 1073 Patienten konnten die subjektiven Beschwerden (Inkontinenz, Pollakisurie, zwingender Harndrang, Algurie) nach sechswöchiger Therapie signifikant gebessert werden (*3*). Die sehr guten Ergebnisse mit dem Kombinationspräparat führten die Prüfärzte auf die muskeltonisierende Wirkung des Medizinalkürbisauszugs, die antiphlogistische und bakteriostatische Wirkung des Gewürzsumachwurzelrindenextraktes, die desinfizierende Wirkung des Bärentraubenblätterextraktes, die sedierende Wirkung des Hopfenextraktes und die antikonvulsive und antiphlogistische Wirkung des Kava-Kava-Extraktes zurück.
Liegen schmerzhafte und spastische Miktionsstörungen vor, ist die Verordnung einer Kombination aus Glockenbilsenkrautextrakt (enthält L-Hyoscyamin und Atropin) und Ethaverin-HCl (ein muskulotropes Spasmolytikum) sinnvoll.

Indikationen

Eine phytotherapeutische Behandlung ist im Stadium I und II der entzündlich, hormonell oder neurovegetativ verursachten Reizblase angezeigt.

Kontraindikationen

Ehe man miktionsbeeinflussende Phytopharmaka verordnet, sollten folgende Krankheitsbilder ausgeschlossen werden:

- Akute bakterielle Zystitis,
- disseminierte Sklerosen,
- Obstruktion der ableitenden Harnwege mit einem Restharn von über 100 ml,
- chronische Entzündungen der Nieren und der ableitenden Harnwege mit Beeinträchtigung der Harnausscheidung.
- Reizblase Grad III mit sehr schmerzhaftem Harndrang und Tenesmen.

Bei der Reizblase Grad III muß (eventuell zusätzlich zu einem Phytopharmakon) ein Spasmolytikum gegeben werden.
Da die Reizblase nur ein *Symptom* einer zugrundeliegenden Störung darstellt, ist die Selbstmedikation oder die Empfehlung durch den Apotheker problematisch!

Pflanzliche Arzneimittel

Übersicht über die miktionsbeeinflussenden Drogen in Kombinationsarzneimitteln (*Tab. 4*)

Deutscher Name	Stammpflanze(n)	Hauptinhaltsstoffe
Baldrianwurzel	*Valeriana officinalis* LINNÉ	Ätherisches Öl mit Mono- und Sesquiterpenen (u. a. Valerensäuren). Je nach Herstellungsverfahren und Ausgangsdroge können Valepotriate enthalten sein
Gewürzsumachwurzelrinde	*Rhus aromatica* AITON	Gallussäurederivate, Orcin-beta-D-glucosid, Flavonoide, ätherisches Öl
Glockenbilsenkrautwurzel	*Scopolia carniolica* JACQUIN	L-Hyoscyamin, begleitet von Atropin
Hopfenzapfen	*Humulus lupulus* LINNÉ	Methyl-3-buten-2-ol, Bitterstoffe, ätherisches Öl
Johanniskraut	*Hypericum perforatum* LINNÉ	Hypericin, Flavonoide (u. a. Rutin, Quercitrin, Hyperosid), Biflavonoide
Kürbissamen	*Cucurbita pepo* LINNÉ und Kulturvarietäten	Sterolglykoside, Selen, Tocopherole
Rauschpfefferwurzel	*Piper methysticum* G. FORST	Kava-Pyrone

Die Mittel zur Behandlung der Reizblase werden mit Ausnahme von Granufink (Kerne/Granulat), als Kombinations-Fertigarzneimittel angeboten.

Baldrianwurzel (Valerianae radix)
(Monographie der Kommission E ▸ S. 126, Abb. 22)

Stammpflanze: *Valeriana officinalis* LINNÉ sensu latiore (sensu latiore bedeutet »im weitesten Sinne«, da es sich um eine vielgestaltige Sammelart handelt). Die weiteren im Handel befindlichen »exotischen« Baldrianarten, nämlich der indische Baldrian (*Valeriana wallichii* DC) und der mexikanische Baldrian (*Valeriana edulis* NUTALL) sind in den folgenden Ausführungen nicht miteingeschlossen.

Familie: Valerianaceae (Baldriangewächse).

Vorkommen: Europa und Asien.

Verwendeter Pflanzenteil: Frische oder unterhalb von 40 °C schonend getrocknete unterirdische Pflanzenteile.

Hauptinhaltsstoffe: Ätherisches Öl mit Mono- und Sesquiterpenen (u. a. Bornylisovalerianat, Camphen, Cymol, alpha- und beta-Pinen); die Leitsubstanzen Valerensäuren, Acetoxylvalerensäure und Valerenal (= Sesquiterpene); die nichtflüchtigen, aber lipophilen Valepotriate sind aufgrund ihrer Chemo- und Thermolabilität in den meisten therapeutisch angewendeten Darreichungsformen nicht enthalten.

Darreichungsformen: Frischpflanzenpreßsaft, wässeriger Teeaufguß, alkoholisch-wässerige Tinkturen, ölige Auszüge zur Herstellung von Weichgelatinekapseln, Trockenextrakte zur Herstellung von Tabletten, Dragees und Kapseln.

Der Baldrian gehört zu den bekanntesten Arzneipflanzen. Er wächst überall in Deutschland wild, für den medizinischen Gebrauch wird er (besonders in Mitteldeutschland) kultiviert. Baldrian dient als Beruhigungs- und Entspannungsmittel, seine Hauptindikationsgebiete sind nervöse Schlafstörungen und Unruhezustände.

In der Urologie wird Valerianae radix (neben anderen sedierenden Arzneipflanzen) bei der Reizblase psychovegetativer Genese verordnet. Baldrianzubereitungen werden auch bei Kindern, die an Enuresis leiden, mit Erfolg eingesetzt. Man verabreicht Baldrian als Mono-oder Kombinationspräparat (5).

Anwendungsgebiete*
Unruhezustände, nervös bedingte Einschlafstörungen.

Dosierung*
Infus. 2–3 g Droge pro Tasse ein- bis mehrmals täglich.
Tinktur: ½–1 Teelöffel (1–3 ml) voll ein- bis mehrmals täglich.
Extrakte: entsprechend 2–3 g Droge ein- bis mehrmals täglich.

Ärztliche Verordnung
Rp. Valerianae rad. conc. 100,0 g
Signa: Mehrmals täglich 1 Tasse Baldriantee als Teeaufguß.

oder:

Rp. Valerianae tinct. 50,0 g
Signa: Mehrmals täglich ½–1 Teelöffel Baldriantinktur zusammen mit Flüssigkeit.

oder:

Rp. Valerianae tinct. 50,0 g
Menthae piperitae aetherol. guttae 10 gtt.
Signa: Mehrmals täglich ½–1 Teelöffel Baldriantinktur zusammen mit Flüssigkeit.

Bewährte Fertigarzneimittel
Baldrian-Phyton®-Dragees, Euvegal®-Dragees, Florabio-Baldrian-Frischpflanzenpreßsaft, Kneipp®-Baldrian-Pflanzensaft, Valdispert-Dragees, Valomenth®-Tropfen.

* laut Monographie der Kommission E

Gewürzsumachwurzelrinde (Rhois aromaticae radicis cortex)

(Monographie der Kommission E: 1992 noch keine Monographie veröffentlicht, siehe auch ▸ S. 43 und S. 49, Abb. 23)

Stammpflanze: *Rhus aromatica* AITON syn. *Rhus canadensis* MARSHALL.

Familie: Anacardiaceae (Sumachgewächse).

Vorkommen: Nordamerika.

Verwendeter Pflanzenteil: Getrocknete Wurzelrinde, als unerwünschte Beimengung ist auch Stammrinde im Handel.

Hauptinhaltsstoffe: Bakteriostatisch wirksames ätherisches Öl mit rund 90 Einzelverbindungen, Orcin-beta-D-glucosid, Flavonoide, Gallussäurederivate und Phytosterole.

Darreichungsformen: Alkoholisch-wässerige Tinktur und Trockenextrakte zur Herstellung von Weichgelatinekapseln.

Anwendungsgebiete und Dosierung*
Keine, da noch keine Monographie verabschiedet wurde. Aufgrund der vorhandenen Inhaltsstoffe und der Ergebnisse der mikrobiellen Prüfungen sind die Anwendungsgebiete »Reizblase und entzündliche Erkrankungen der ableitenden Harnwege« plausibel und medizinisch vertretbar.

Ärztliche Verordnung
Keine, da die Droge in Apotheken nicht erhältlich ist.

Bewährte Fertigarzneimittel
Cysto-Fink®-Kapseln (80 mg Trockenextrakt pro Kapsel).

* laut Monographie der Kommission E

Diese Pflanze wurde bereits ausführlich im Kapitel »Harnwegsdesinfizienzien« (S. 41 ff.) besprochen. Die Gewürzsumachwurzelrinde enthält bakteriostatisch und antiphlogistisch wirksame Inhaltsstoffe und wird in der Volksmedizin zur Behandlung von Reizblase, Bettnässen und Zystitis verwendet. Die Droge bewirkt eine Reduktion der Miktionsfrequenz und zeigt dämpfende Effekte bei Blasenreizung. Auch ein Kombinationspräparat aus Gewürzsumachwurzelrindenextrakt, Bärentraubenblätterextrakt, Kava-Kava-Extrakt, Hopfenextrakt und einem lipophilen Auszug aus Medizinalkürbissamen (s. S. 65) wird zur Therapie der Reizblase erfolgreich eingesetzt (*3*).

Glockenbilsenkrautwurzelstock (Scopoliae carniolicae rhizoma)

(Monographie der Kommission E ▸ *S. 122)*

Stammpflanze: *Scopolia carniolica* JACQUIN.

Familie: Solanaceae (Nachtschattengewächse).

Vorkommen: Ost- und Südosteuropa.

Verwendeter Pflanzenteil: Der getrocknete gesamte Wurzelstock.

Hauptinhaltsstoffe: (-)-Hyoscyamin sowie das Racemat dieses Alkaloids, Atropin und weitere Tropan-Nebenalkaloide.

Darreichungsformen: Standardisierte Trockenextrakte zur Herstellung von Tabletten.

Stehen schmerzhafte und spastische Miktionsstörungen im Vordergrund, empfehlen sich Trocken- oder Fluidextrakte aus den Wurzeln des Glockenbilsenkrautes (z. B. Olren®). Glockenbilsenkraut enthält (-)-Hyoscyamin sowie das Racemat Atropin.
Zubereitungen des Glockenbilsenkrautes wirken parasympatholytisch und damit spasmolytisch an der glatten Muskulatur. Es kann zu Tachykardien und Akkommodationsstörungen, eventuell sogar zu einem Glaukomanfall kommen. Bei Engwinkelglaukom und Tachykardien ist diese Droge daher kontraindiziert.

Anwendungsgebiete*
Spasmen des Magen-Darm-Kanals, der Gallengänge und der ableitenden Harnwege bei Erwachsenen und Schulkindern.

Dosierung*
Mittlere Tagesdosis entsprechend 0,25 mg Gesamtalkaloide, berechnet als Hyoscyamin. Maximale Einzeldosis entsprechend 1,0 mg Gesamtalkaloide, berechnet als Hyoscyamin. Maximale Tagesdosis entsprechend 3,0 mg Gesamtalkaloide, berechnet als Hyoscyamin.

Ärztliche Verordnung
Keine bekannt.

Bewährte Fertigarzneimittel
Olren®-Tabletten (enthalten standardisierten Extrakt mit 0,2 mg Gesamtalkaloide pro Tablette).

---

* laut Monographie der Kommission E

Hopfenzapfen (Lupuli strobulus)
(Monographie der Kommission E ▸ S. 116, Abb. 12, 13)

Stammpflanze: *Humulus lupulus* LINNÉ

Familie: Cannabaceae (Hanfgewächse).

Vorkommen: Heimisch in Osteuropa, kultiviert in allen Ländern der gemäßigten Zonen.

Verwendeter Pflanzenteil: Getrocknete weibliche Fruchtstände des Hopfens.

Hauptinhaltsstoffe: 15–30 % Harz, das etwa zur Hälfte aus Hopfenbitterstoffen besteht, Chalcone sowie rund 0,3 % ätherisches Öl (Hopfenöl). Das ätherische Hopfenöl besteht überwiegend aus Sesquiterpenen (z. B. alpha- und beta-Caryophyllen). Während der Lagerung entsteht das sedativ wirksame Methyl-3-buten-2-ol.

Darreichungsformen: Wässeriger Teeaufguß, alkoholisch-wässerige Tinkturen, Trockenextrakte zur Herstellung von Tabletten, Dragees und Kapseln.

Anwendungsgebiete*
Befindensstörungen wie Unruhe und Angstzustände, Schlafstörungen.

Dosierung*
Mehrmals täglich 0,5 g Droge als Einzelgabe

Ärztliche Verordnung
Rp. Lupuli strobulus conc.
oder pulv. 100,0 g
Signa: Mehrmals täglich eine Tasse Hopfentee.
Aufguß aus einem Teelöffel zerkleinerter Hopfenzapfen.

Bewährte Fertigarzneimittel
Euvegal®-Saft, Hovaletten®-Dragees, Baldriparan®-Dragees, Vivinox®-Beruhigungsdragees, Luvased-Dragees.

* laut Monographie der Kommission E

Der Hopfen kommt in Deutschland zwar wild vor, die Droge stammt jedoch ausschließlich aus Kulturen. Verwendet werden die getrockneten Fruchtstände von *Humulus lupulus* LINNÉ sowie deren Zubereitungen. Die sedierende Wirkung des Hopfens schreibt man insbesondere dem Methyl-3-buten-2-ol zu, das erst während der Lagerung gebildet wird (daher Pharmahopfen).
Wegen der psychovegetativen Komponente der Reizblase sind Extrakte aus sedierenden Pflanzen indiziert. Es kommen Mono- oder Kombinationspräparate mit wenigen standardisierten Einzelbestandteilen zum Einsatz.

Johanniskraut (Hyperici herba)
(Monographie der Kommission E ▸ *S. 113, Abb. 8)*

Stammpflanze: *Hypericum perforatum* LINNÉ

Familie: Hyperiaceae (Hartheugewächse).

Vorkommen: Europa und westliches Asien.

Verwendeter Pflanzenteil: Frische oder getrocknete, während der Blütezeit gesammelte, oberirdische Teile von *Hypericum perforatum*. Je geringer der Stengelanteil ist, desto besser die Drogenqualität.

Hauptinhaltsstoffe: Bis zu 0,1 % Hypericin und Pseudohypericin sowie deren Protoverbindungen. Das chemische Grundgerüst dieser Verbindungen ist ein Naphtodianthron. Ferner kommen Flavonoide (z. B. Hyperosid, Rutin u. a.) sowie Biflavone (z. B. 3,8′-Biapigenin) und rund 10 % Catechingerbstoffe vor.

Darreichungsformen: Frischpflanzenpreßsaft, wässeriger Teeaufguß, alkoholisch-wässerige Tinkturen, Ölmazerate, als Johanniskraut- bzw. Rotöl, Trockenextrakte zur Herstellung von Dragees und Kapseln.

Diese Arzneipflanze gehört zu den Sedativa, die bei psychovegetativ verursachten Blasenstörungen mit Erfolg eingesetzt werden. Besonders bei der *kindlichen Enuresis* ist diese Therapiemaßnahme indiziert und klinisch belegt. Kombinationen mit Hopfen oder Baldrian sind möglich (*5*).

Die Droge besteht aus den getrockneten oberirdischen Pflanzenteilen von *Hypericum perforatum* LINNÉ, oder aus den während der Blütezeit gesammelten frischen Pflanzen. Bei innerer Anwendung zeigen Johanniskrautpräparate eine sedierende, anxiolytische und antidepressive Wirkung. Als Hauptwirkstoff der Droge wird das Hypericin angesehen. Hypericin wirkt u. a. als Monoaminooxidasehemmer und zeigt auch photodynamische Wirkungen.

Äußerlich angewandt wirken Hypericum-Zubereitungen (Johanniskrautöl) gegen Verbrennungen, Wunden und Myalgien.

Anwendungsgebiete*
Innerlich: Psychovegetative Störungen, depressive Verstimmungszustände, Angst und/oder nervöse Unruhe. Ölige Hypericumzubereitungen bei dyspeptischen Beschwerden. Äußerlich: Ölige Hypericumzubereitungen zur Behandlung und Nachbehandlung von scharfen und stumpfen Verletzungen, Myalgien und Verbrennungen ersten Grades.

Dosierung*
Für die innerliche Einnahme als mittlere Tagesdosis 2–4 g Droge oder Zubereitungen, die 0,2–1,0 mg Gesamthypericine enthalten.

Ärztliche Verordnung
Rp. Hyperici herb. conc. 100,0 g
Signa: Mehrmals täglich 1 Tasse Johanniskrauttee trinken.
Zubereitung als Teeaufguß aus 1 Teelöffel voll zerkleinertem Johanniskraut.

Bewährte Fertigarzneimittel
Hyperforat®-Dragees oder -Tropfen, Kneipp-Johanniskraut-Pflanzensaft, Psychatrin®-Jossa-Dragees, Psychotonin®-M-Tinktur, Sedariston-Tropfen und -Konzentrat Kapseln, Jarsin®-Drg.

---

* laut Monographie der Kommission E

Kürbissamen (Cucurbitae peponis semen)
(Monographie der Kommission E ▸ S. 110, Abb. 2, 3; siehe auch S. 73 ff.)

Stammpflanze: *Curcubita pepo* LINNÉ, vor allem Kulturvarietäten des Gemeinen Ölkürbisses.

Familie: Curcubitaceae (Kürbisgewächse).

Vorkommen: Heimisch in Mexiko und im Osten der USA, kultiviert in Mittel- und Südeuropa.

Verwendeter Pflanzenteil: Reife Samen und ausgepreßtes fettes Öl.

Hauptinhaltsstoffe: Fettes Öl mit bis zu 64 % Linolsäure, delta-5- und vor allem seltene delta-7-Phytosterole, Tocopherole, Carotinoide, Mineralstoffe, darunter Selen.

Darreichungsformen: Ganzer oder zerkleinerter Samen, z. B. in Granulatform sowie das ausgepreßte fette Öl.

Die Droge besteht aus den reifen, getrockneten Samen von *Cucurbita pepo* LINNÉ und Kulturvarietäten von *Curburbita pepo* LINNÉ. Man kann die ganzen oder grob zerkleinerten Samen oder andere galenische Zubereitungen verordnen. Nur müssen diese unbedingt aus arzneilich ausgewiesenem Kürbissamen stammen!
Die Erfahrungsheilkunde kennt die positive Wirkung von Kürbissamen bei *Reizblase* schon lange. Erst eine jüngere Untersuchung (*4*) mit einer pharmakognostisch und phytochemisch genau bestimmten Kultursorte von *Cucurbita pepo* an Patienten mit Miktionsbeschwerden (58 von 101 Patienten litten an einer Reizblase) belegt dies viel später nun auch im wissenschaftlichen Sinne:

- Bei 85 % kam es zu einer Besserung der Pollakisurie,
- bei 80 % zu einer Besserung der Nykturie,
- bei 85 % zu einer Besserung der terminalen Algurie,
- 95 % wiesen eine Reduzierung der verzögerten Miktion auf, und
- 70 % eine Reduzierung des Harnträufelns.

Kürbissamen enthalten ein breites Spektrum von Inhaltsstoffen (Tocopherole, Selen, Aminosäuren, delta-7-und delta-5-Sterolglykoside u. a.) mit einem multifaktoriellen Wirkungsmechanismus. Tocopherole sind für den Muskelstoffwechsel von Bedeutung und üben möglicherweise einen positiven Effekt auf die Blasenmuskulatur (Zusammenspiel von Sphinkter und Detrusor) aus.
Kürbissamen werden vor allem bei der benignen Prostatahyperplasie mit Erfolg eingesetzt (s. S. 73 ff.).

Anwendungsgebiete*
Reizblase, Miktionsbeschwerden bei Prostataadenom Stadium I bis II.

Dosierung*
Soweit nicht anders verordnet: mittlere Tagesdosis 10 g Samen, Zubereitungen entsprechend.

Ärztliche Verordnung
Eine ärztliche Verordnung von Cucurbitae semen (Kürbissamen) kann *nicht* empfohlen werden, da bei den als Bulkware im Verkehr befindlichen Kürbissamen nicht sichergestellt ist, daß es sich um einen »medizinischen« Kürbissamen handelt.

Bewährte Fertigarzneimittel
Granufink Kürbiskern Granulat und Granufink Kürbiskerne, Granufink Kürbiskern Kapseln, Salus-Kürbis-Tonikum, Compositum Liquidum, Cysto-Fink®-Kapseln.

---

* laut Monographie der Kommission E

Kava-Kava- bzw. Rauschpfeffer-Wurzelstock (Piperis methystici rhizoma)

(Monographie der Kommission E ▸ S. 119)

Stammpflanze: *Piper methysticum* G. FORST.

Familie: Piperaceae (Pfeffergewächse).

Vorkommen: Südseeinseln (Hawai, Polynesien).

Verwendeter Pflanzenteil: Der getrocknete 2–10 kg schwere Wurzelstock.

Hauptinhaltsstoffe: Kava-Pyrone, darunter vor allem das muskelrelaxierende, psychotonisierende, vasodilatorisch und spasmolytisch wirksame Kavain, zusammen mit 7,8-Dihydrokavain und 7,8-Dihydromethysticin. Yangonin, ein weiteres Kavalacton, und dessen Derivate sind pharmakologisch weniger interessant.

Darreichungsformen: Auf den Südseeinseln wird mittels Kaltwasserauszug und einem Fermentationsprozeß der berühmte »Kava-Trank« bereitet. Diese Zubereitung wird insbesondere für rituelle Zwecke verwendet. Für arzneiliche Zwecke werden alkoholisch-wässerige Trockenextrakte zur Verarbeitung in Dragees und Weichgelatinekapseln eingesetzt.

Piper methysticum enthält Kavalactone, die muskulotrop-spasmolytisch wirken. Darüber hinaus weist Kava-Kava einen zentralnervös dämpfenden bzw. tranquillisierenden Effekt auf und ist deshalb zur Therapie der Reizblase sehr geeignet. *Piper methysticum* wird meist in Kombination mit anderen miktionsbeeinflussenden Mitteln verordnet.
Der Kava-Kava-Trockenextrakt sollte in hochwertigen Fertigarzneimitteln auf einen Mindestgehalt an Kavain standardisiert sein, wobei einem »echten« Phytopharmakon kein synthetisches, d. h. racemisches Kavain hinzugegeben werden sollte.

Anwendungsgebiete*
Nervöse Angst-, Spannungs- und Unruhezustände.

Dosierung*
Tagesdosis: Droge und Zubereitungen entsprechend 60–120 mg Kava-Pyronen.

Ärztliche Verordnung
Keine bekannt.

Bewährte Fertigarzneimittel
Cysto-Fink®-Kapseln, Kavosporal®-Dragees, Kavaform-Kapseln, Laitan®-100-Kapseln.

* laut Monographie der Kommission E

Literatur

1. Boshammer, K.: Lehrbuch der Urologie. G. Fischer, Stuttgart 1972
2. Effenberger, St. und H. Schilcher: Gewürzsumachwurzelrinde. Z. Phytother. 11 (1990) 113
3. Lenau, H., G. Höxter, A. Müller und H. Maier-Lenz: Wirksamkeit und Verträglichkeit von Cysto Fink® bei Patienten mit Reizblase und/oder Harninkontinenz. Therapiewoche 34 (1984) 6054–6059
4. Nisch-Fritz, F., H. Egger, H. Wutzel und H. Maruna: »Ergebnisse einer Praxisstudie über Kürbis-Granufink® bei Patienten mit Miktionsbeschwerden verschiedener Genese«, Erfahrungsheilkunde 28 (1979) 1009; ebenda Dr. Med. 5 (1979) Heft 1
5. Schilcher, H.: Phytotherapie in der Kinderheilkunde. 2. Aufl. Wissenschaftliche Verlagsgesellschaft mbH Stuttgart 1992
6. Schilcher, H., R. Boesel, St. Effenberger, und S. Segebrecht: Neuere Untersuchungsergebnisse mit aquaretisch, antibakteriell und prostatotrop wirksamen Arzneipflanzen. Urologe B 29 (1989) 267
7. Sonnenschein, R.: Reizblase und prostatisches Syndrom. Therapiewoche 32 (1982) 3947
8. Weiß, R. F.: Lehrbuch der Phytotherapie. 7. Aufl. Hippokrates, Stuttgart 1991
9. Westendorf, J. und W. Vahlensieck: Spasmolytische und kontraktile Einflüsse eines pflanzlichen Kombinationspräparates auf die glatte Muskulatur des isolierten Meerschweinchendarmes. Arzneimittel-Forsch./Drug Res. 31 (1981) 40
10. Ziemer, H.: Harnwegsinfekt und Miktionsstörung. Notab. med. 7 (1977) 2

Miktionsbeeinflussende Mittel zur Behandlung der benignen Prostatahyperplasie (BPH)

Einführung

Die benigne Prostatahyperplasie äußert sich klinisch durch verzögerte Miktion, unvollständige Entleerung der Blase, Nachträufeln, Pollakisurie und Nykturie. Man unterscheidet nach ALKEN drei und nach VAHLENSIECK vier Stadien:

- Stadium I: Initiale Reizblase, Harnstrahl ist dünn und schwach, Harnträufeln, Nachträufeln,
- Stadium II: Zusätzlich beginnende Dekompensation, chronisch gereizte Blase, unvollständige Blasenentleerung, Restharn unter 100 ml,
- Stadium III: Restharnmenge über 100 ml, Ischuria paradoxa, Gefahr der Entstehung einer schleichenden Urämie.

Ätiologie und Pathogenese der benignen Prostatahyperplasie sind noch nicht endgültig geklärt. Deshalb gibt es zur Zeit noch keine Arzneipflanze, deren biochemischer Reaktionsmechanismus bei der Prostatahyperplasie wissenschaftlich genau abgesichert ist.

Nach kritischer Auswertung der sehr umfangreichen wissenschaftlichen Literatur (*3, 5, 7, 11, 13, 30, 33, 36, 46, 49*) zum Thema der BPH sowie insbesondere der verschiedenen Expertengespräche (*4, 8, 9, 31, 42, 43*), die nicht nur einen wissenschaftlichen Erfahrungsaustausch namhafter Urologen, sondern vor allem eine sehr begrüßenswerte interdisziplinäre Diskussion zwischen Biostatistikern, Chemikern, Endokrinologen, pharmazeutischen Biologen, Pharmakologen, Tiermedizinern und Urologen in Gang gebracht hatten, kristallisieren sich folgende Punkte ganz eindeutig heraus:

1. Im Gegensatz zu amerikanischen Urologen und der Food and Drug Administration (FDA) herrscht in Europa die Meinung vor, daß eine *konservative medikamentöse Therapie* (wie sie vom Patienten berechtigterweise verlangt wird) *ärztlicherseits und auch wissenschaftlich vertretbar* ist. In einer Entgegnung auf eine FDA-Empfehlung (*23*) kam die Sachverständigen-Kommission E beim Bundesgesundheitsamt Berlin zu einem gleichen Ergebnis und bekräftigte den rationalen Einsatz von Arzneimitteln bei der BPH im Stadium I–II nach ALKEN bzw. im Stadium II–III nach VAHLENSIECK.
Gestützt wird die Auffassung der europäischen, insbesondere der deutschsprachigen Urologen durch eine epidemiologische Untersuchung von ZIEGLER (*65*). Nach statistischer Auswertung von 2500 Fällen ergab sich, daß nur 20 % der Prostataadenomträger (die sog. Schnellentwickler) operiert werden mußten, während 80 % über 5 Jahre und länger mit konservativer medikamentöser Therapie auskamen.

2. Im Vordergrund der ärztlichen Maßnahmen sollen zunächst das aufklärende und beruhigende ärztliche Gespräch sowie eine saubere diagnostische Abklärung stehen und danach eine medikamentöse Versorgung mit Phytopharmaka zur Besserung der *subjektiven Beschwerden* erfolgen (*4, 8, 9, 31, 42, 43*).

3. Da die Ätiologie der BPH noch nicht abschließend geklärt ist und alle Beobachtungen auf ein *multifaktorielles Geschehen* hindeuten, ist der Einsatz von Arzneimitteln mit *mehreren* bzw. unterschiedlichen pharmakodynamischen Angriffspunkten wissenschaftlich vertretbar. Die Möglichkeiten einer kausalen Therapie sind, trotz gegenteiliger Behauptungen, noch nicht ausreichend wissenschaftlich abgeklärt, wobei nach Meinung

mehrerer Experten eine reine »prostatotrope« Therapie auch nicht unbedingt im Vordergrund stehen muß, sondern vielmehr die Besserung der subjektiven Beschwerden der Patienten.
Anläßlich eines »Prostata-Symposiums« im Dezember 1990 in Hamburg präzisierte der Münchner Urologe BAUER die Ziele der konservativen BPH-Therapie wie folgt: »Es ist nicht die BPH an sich zu therapieren, sondern die *Symptome* der BPH, darunter vor allem die irritativen und obstruktiven Miktionsbeschwerden.« Und er fügte hinzu, daß man die BPH nicht als Krankheit bezeichnen sollte. In der wissenschaftlichen Tagung wurde dem nicht widersprochen. Ebenso einig war man sich, daß eine Polypragmasie in der medikamentösen Strategie nicht nur realistisch, sondern auch wissenschaftlich vertretbar ist.
Für die Entstehung der BPH werden zur Zeit mehrere *Theorien* diskutiert.

▷ *Die Dihydrotestosteron-Hypothese* von WILSON, die zur Zeit favorisiert wird, da mehrere experimentelle Studien dafür sprechen. Einige klinische und experimentelle Untersuchungsergebnisse zeigen aber auch, daß das DHT nicht der einzige ursächliche Faktor sein kann. Eine Hemmung der *5-alpha-Reduktase* darf somit zwar als eine prostatotrope Wirkung bezeichnet (*Abb. 1*) und auch als ein sinnvoller pharmakodynamischer Angriffspunkt zur Diskussion gestellt werden. Die Schlußfolgerung, daß ein Arzneimittel, das allein die 5-alpha-Reduktase zu hemmen vermag, damit auch das »Prostatamittel der Wahl« ist, kann aus den vorliegenden klinischen und experimentellen Studien nicht gezogen werden.

▷ *Die 17-beta-Östradiol-(syn. Estradiol)-Östron-Theorie* und die damit verbundene Verschiebung des Androgen-Östrogen-Quotienten. Da beim Menschen nach SEPPELT (*54*) eine Korrelation zwischen der Östrogenkonzentration im Plasma bzw. der Östrogenausscheidung im Urin einerseits und dem Anteil von Stroma in der Prostata andererseits besteht, könnte u. U. eine *Hemmung der Aromatase* (*Abb. 1*) die Verschiebung des Androgen-Östrogen-Quotienten verhindern und somit einen zweiten pharmakodynamischen Angriffspunkt bei der BPH liefern. Auch in diesem Falle darf ein Absolutheitsanspruch für die Eignung als kausales (!) »Prostatamittel« nicht gestellt werden.

▷ *Die SHBG-Theorie (Sexualhormon bindendes Globulin)*, die anfangs der 80er Jahre favorisiert wurde und durchaus plausibel schien, konnte durch spätere experimentelle und klinische Studien wissenschaftlich nicht endgültig bestätigt bzw. erhärtet werden. Arzneistoffe, die in der Lage sind, SHBG zu binden bzw. zu verdrängen, haben nicht die pharmakologische Bedeutung, die anfangs vermutet wurde.

▷ *Die Interaktionstheorie von Stroma- und Epithelzellen.* Diese Theorie basiert auf der Bedeutung der Stroma-Epithel-Interaktion für Wachstum und Erhalt der Prostata. Bei Mäusen konnte gezeigt werden, daß das Stroma aufgrund einer Androgenstimulation am Epithel Reaktionen auslösen kann. Ein genauerer pharmakologischer Ansatzpunkt ergibt sich in diesem Falle noch nicht.

▷ *Die Stammzelltheorie* von ISAACS und COFFEY. Bei dieser Theorie handelt es sich um ein sehr komplexes Geschehen, als dessen Folge bei der BPH entweder die Zahl der sog. Stammzellen oder die klonale Ausbreitung von sog. Verstärker- oder Transitzellen zunimmt. Pharmakologische Ansatzpunkte zu dieser Theorie sind derzeit nicht in Sicht.

4. Die sog. objektiven Parameter bei der klinischen Prüfung (z. B. Uroflowmessung, Sonographie usw.) sind keinesfalls so objektiv, wie sie in verschiedenen Publikationen dargestellt werden, sondern sie sind recht abhängig von der Durchführung und Erfahrung der jeweiligen

Prüfer. Die Ergebnisse liefern nur Näherungswerte, und eine internationale Standardisierung der Meßmethoden und genaue Einzelvorgaben für einen urodynamischen Meßplatz wären vonnöten (*43*).
Bei der Bewertung der *Wirksamkeit* von pflanzlichen Prostatamitteln sollte der Plazeboeffekt nicht unterschätzt werden, der nach Hartung (*29*) und anderen Autoren bei nicht operationsbedürftigen Patienten zwischen 40 und 60 % liegen kann. Viele Urologen sehen diesen Plazeboeffekt aber als notwendige und nützliche »therapeutische« Maßnahme an, insbesondere, wenn damit wesentlich teurere Arzneimittel (alpha-Rezeptorenblocker, Kalziumantagonisten, Antiandrogene usw.), die zudem noch ein höheres Risikopotential besitzen, eingespart werden können. Den Kritikern, die Phyto-Prostatamittel ausschließlich als Plazebo einstufen, ist entgegenzuhalten, daß in keiner einzigen klinischen Studie diese These schlüssig bewiesen ist, da sich diese nur auf Prüfungen von maximal achtwöchiger Dauer stützen kann und diese Zeit für eine abschließende Bewertung eindeutig zu kurz ist.

5. Auch wenn in den verschiedenen pflanzlichen Prostatamitteln nicht oder noch nicht die eventuell *verantwortlichen Wirkstoffe* bekannt sind, so sollten dennoch in einer modernen und naturwissenschaftlich orientierten Phytotherapie nur mehr pharmazeutisch hochwertige, d. h. *standardisierte* Prostatamittel verordnet werden. Als niedrigste Stufe ist eine pharmakognostische und botanische Standardisierung zu fordern. Eine Standardisierung auf bestimmte Inhaltsstoffe, seien es Leitsubstanzen oder im optimalen Falle Wirksubstanzen, ist bei einem ärztlich verordneten Prostatamittel unbedingt anzustreben. Nur so können reproduzierbare Therapieerfolge erzielt werden.

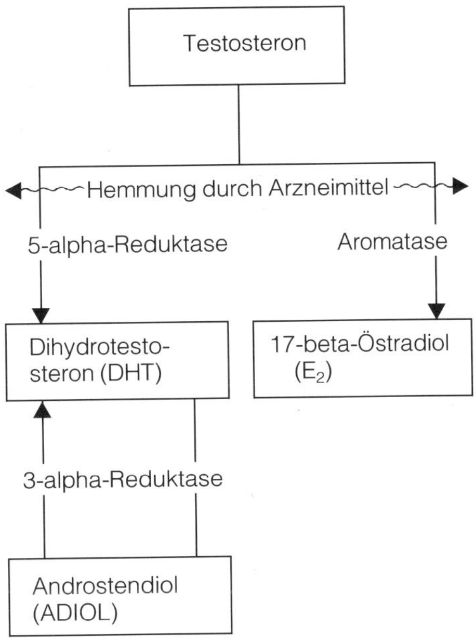

Abb. 1 Metabolisierung von Testosteron

Wirkungen

Folgende pharmakodynamischen Angriffspunkte oder Wirkungsmechanismen sind denkbar und zu diskutieren.

Prostatotrope Wirkung durch Beeinflussung des endokrinen Stoffwechsels (*Abb. 1*) und der damit verbundenen eventuellen Hemmung einer Hyperplasie (vgl. Ätiologie-Hypothesen, S. 69).

Direkte antiphlogistische und/oder über immunologische Wirkmechanismen erklärbare **indirekte antiphlogistische Wirkung**, die zu einer Besserung der Kongestionsbeschwerden und der Irritation der Blase führen kann.

Antiödematöse bzw. diuretische Wirkung zur Beseitigung von Stauungsödemen im Bereich der unteren Harnwege und der Prostata.

Muskulotrope Wirkung auf den Detrusor, die für eine verstärkte Harnblasenentleerung sorgen soll.

Bakteriostatische Wirkung, die insbesondere bei einer häufig gleichzeitig vorhandenen leichten Prostatitis von nicht zu unterschätzender Bedeutung ist.

Sedierende und antikonvulsive Wirkungen, die nicht nur als Ergänzung zum beruhigenden ärztlichen Gespräch sinnvoll sind, sondern auch die Nykturie und prostatopathischen Beschwerden (Symptome der Reizblase) reduzieren können.

Antilithogene Wirkung zur Verhinderung von Blasen- und Prostatasteinen, die bei ca. 8 % der älteren Prostataadenomträger vorkommen (*26*).

Diese verschiedenen möglichen Einzelwirkprinzipien, die alle einen mehr oder weniger ausgeprägten therapeutischen Beitrag zur *Besserung der Gesamtsymptomatik* bei der BPH zu leisten vermögen, liefern eine hypothetische Erklärung dafür, weshalb die Prüfungsergebnisse der zahlreichen klinischen Studien einzelner pflanzlicher Prostatamittel mehr oder weniger gleich sind, obwohl die geprüften Phytopharmaka eine sehr unterschiedliche phytochemische Zusammensetzung aufweisen.

Indikationen

Phytopharmaka kommen zur Behandlung der subjektiven Beschwerden bei der benignen Prostatahyperplasie im Stadium I und II nach Alken bzw. II bis III nach Vahlensieck zur Anwendung.

Kontraindikationen

Phytopharmaka sind *ungenügend* wirksam bei:

- akuter Prostatitis,
- infektiöser chronischer Prostatitis.

Begleitende phytotherapeutische Maßnahmen können bei der akuten und chronischen infektiösen Prostatitis jedoch durchaus sinnvoll sein (z. B. Stuhlregulierung, Flüssigkeitszufuhr mittels antiphlogistisch und spasmolytisch wirksamer Tees).

- Anorektale Erkrankungen und Beschwerden, die auf Urethrastrikturen und -stenosen zurückzuführen sind, können selbstverständlich nicht mit Arzneipflanzenzubereitungen behandelt werden.
- Bei der benignen Prostatahyperplasie im Stadium III nach Alken (Restharnmenge über 100 ml) ist eine medikamentöse Therapie erfolglos, es muß eine Prostatektomie erfolgen.

Pflanzliche Arzneimittel

Bei der folgenden Besprechung von einzelnen Arzneipflanzen finden nur solche eine Berücksichtigung, von denen nicht nur empirisches Erkenntnismaterial vorliegt, sondern auch jüngere experimentelle und klinische Untersuchungen existieren. Es sind dies in der Reihenfolge des Bekanntheitsgrades und der Bedeutung in der Erfahrungsheilkunde:
Kürbissamen, Brennesselwurzel, Früchte der Zwergpalme (Sabal serrulata), ein Phytosterolgemisch aus der afrikanischen Hypoxis rooperi und Roggenpollen.
Von den Fertigarzneimitteln werden nur solche besonders namentlich genannt, bei denen aufgrund einer Standardisierung reproduzierbare Therapieerfolge zu erwarten sind. Diese Arzneimittel sind zudem die am häufigsten ärztlich verordneten Prostatamittel.

Übersicht über die miktionsbeeinflussenden pflanzlichen BPH-Mittel (*Tab. 5*)

Deutscher Name	Stammpflanze(n)	Hauptinhaltsstoffe
Brennesselwurzel	*Urtica dioica* LINNÉ und *Urtica urens* LINNÉ	delta-5-Sterole, das Cumarin Scopoletin, Urtica-dioica-Agglutinine
Hypoxis-rooperi-Wurzel	*Hypoxis rooperi* LINNÉ	Phytosterolgemisch mit beta-Sitosterol als Hauptkomponente
Kürbissamen	*Cucurbita pepo* LINNÉ und Kulturvarietäten	Sterolglykoside, Selen, Tocopherole, fettes Öl
Roggenpollen	*Secale cereale* LINNÉ	alpha-Aminosäuren, Phytosterole, Kohlenhydrate, Fettsäuren und deren Ester
Zwergpalmenfrüchte (= Sägepalmenfrüchte)	*Serenoa repens* SMALL = *Sabal serrulata*	delta-7-Sterole, delta-5-Sterole, Polysaccharide, fettes Öl, ätherisches Öl

Kürbissamen (Cucurbitae peponis semen)
(Monographie der Kommission E ▸ S. 110, Abb. 2, 3)

Stammpflanze: *Cucurbita pepo* LINNÉ, vor allem Kulturvarietäten des Gemeinen Ölkürbisses.

Familie: Cucurbitaceae (Kürbisgewächse).

Vorkommen: Heimisch in Mexiko und im Osten der USA, kultiviert in Mittel- und Südeuropa.

Verwendeter Pflanzenteil: Die reifen Samen und das ausgepreßte fette Öl.

Hauptinhaltsstoffe: Fettes Öl mit bis zu 64 % Linolsäure, delta-5- und vor allem seltene delta-7-Phytosterole, Tocopherole, Carotinoide, Mineralstoffe, darunter Selen.

Darreichungsformen: Ganze oder zerkleinerte Samen, z. B. in Granulatform, und das ausgepreßte fette Öl.

Kürbissamen sind bereits seit dem 18. Jahrhundert in Südosteuropa und seit Anfang des 20. Jahrhunderts in der Steiermark ein beliebtes Volksheilmittel bei Blasenbeschwerden, insbesondere bei der Reizblase und beim Prostataadenom. Epidemiologische Untersuchungen von Urologen liegen allerdings nicht vor. Die widersprüchlichen Erfolgsberichte aus der Volksmedizin und Erfahrungsheilkunde sind vermutlich zum großen Teil auf die Verwendung von Samen der unterschiedlichsten Kürbisarten (z. B. *Cucurbita pepo* LINNÉ, *Cucurbita maxima* DUCHATRE, *Cucurbita moschata* POIRET, *Cucurbita ficifolia* BOUCHÉ, *Cucurbita mixta* PANCIC, AYOTE u. a.) zurückzuführen. Reproduzierbares wissenschaftliches Erkenntnismaterial liegt erst seit der Verwendung einer genau definierten Kultursorte, nämlich von *Cucurbita pepo* LINNÉ, conv. citrullinina GREBENŠČIKOV, var. styriaca GREB., forma FINK/SCHNOCK vor. Diese Cucurbita-pepo-Kultursorte, im folgenden nur als »medizinischer« Kürbissamen bezeichnet, ist durch einen höheren Gehalt (bis zu 0,5 %) an delta-7-Phytosterolen und einem im Vergleich zu anderen Pflanzen relativ hohen *Selen*-Gehalt charakterisiert. Wir konnten darin bis zu 0,5 µg/Gramm Selen finden. In anderen Pflanzen, insbesondere in pflanzlichen Lebensmitteln, liegen die durchschnittlichen Selenmengen je nach Standort nur bei 0,03 µg/Gramm.

Die im Schrifttum fälschlicherweise (!) mehrmals genannten *Cucurbitazine* (= toxische Triterpenbitterstoffe) sind weder in den Samen des Gemeinen Ölkürbisses noch im medizinischen Kürbissamen enthalten. Vermutlich haben die Autoren die Cucurbitazine (C_{30}-Steroide der 4,4-Dimethylklasse bzw. Derivate des 19-(10→9-beta-)abeo-Lanostans) mit der heterozyklischen Aminosäure *Cucurbitin* (= 3-Amino-3-carboxy-pyrrolidin), die im Kürbissamen vorkommt, verwechselt.

Der medizinische Kürbissamen enthält offensichtlich in ausreichender Konzentration ein *Spektrum* an *Wirkstoffen*, welches die wichtigsten Parameter der BPH und deren Begleitkomplikationen sowie die Symptome der BPH günstig zu beeinflussen vermag. *Tabelle 6* zeigt eine Übersicht der bisher identifizierten pharmakologisch interessanten Inhalts- bzw. Wirkstoffe mit den jeweiligen korrespondierenden Wirkungen bzw. postulierten Wirkungsmechanismen.

Wirkstoffe und Wirkungen der Samen von *Cucurbita pepo* LINNÉ convar., citrullinina I. GREB. var. styriaca I. GREB (*Tab. 6*)

Inhaltsstoff	Wirkungen/Wirkungsmechanismus
delta-7-Sterole in freier und glykosidisch gebundener Form	Antiphlogistisch Diuretisch Hemmung der DHT-Bindung an zelluläre Rezeptoren Verminderung der DHT-Konzentration im Prostatagewebe Normalisierung prostatischer Stoffwechselparameter
Selen	Antiphlogistisch
Weitere bisher nicht identifizierte Inhaltsstoffe	Antimikrobiell
Linolsäure	Vorstufe für Prostaglandine E_2 und F_{2a}, die an der Regulation des Detrusor-Sphinkter-Zusammenspiels beteiligt sind
Tocopherole (beta- und gamma-Tocopherol)	Kräftigung von Bindegewebe und Muskulatur
Carotinoide	Sauerstoffradikalfänger
Magnesiumsalze	Verbesserung neuromuskulärer Funktionen

Prostatotrope Wirksamkeit der Kürbis-Sterole? Auch wenn bei der Therapie der Symptome der BPH einer *prostatotropen* Wirkung einzelner Pflanzeninhaltsstoffe möglicherweise gar nicht die Schlüsselrolle zukommt, wie sie häufig postuliert wird, so wurde auch bei Kürbissamen zunächst auf eine mögliche prostatotrope Wirkung geprüft. Die Prüfungen erfolgten mit einem isolierten

Sterolgemisch (*48*). Ausgehend von der »DHT-Hypothese« der BPH-Entstehung und der Tatsache, daß die delta-7-Sterole des Kürbissamens strukturell dem DHT ähnlich sind (*Abb. 2*), wurde *experimentell* geprüft, ob diese Naturstoffe in der Lage sind, DHT von seinen Bindungsstellen zu verdrängen. Als Testsystem dienten Zellkulturen menschlicher Fibroblasten, die 24 Stunden mit dem isolierten Kürbissamen-Sterolgemisch vorinkubiert wurden. Danach wurde DHT zugegeben und weitere 24 Stunden inkubiert. Die Messung des DHT-Gehaltes im zellfreien Überstand erfolgte mittels Radioimmunoassay. Die Ergebnisse zeigten eine signifikante Verminderung der DHT-Bindung an die Zellen durch die inkubierten Kürbissterole. Die Ergebnisse waren dosisabhängig, was für eine echte Wirkung spricht. Die Resultate lassen auch eine prophylaktische Wirksamkeit für möglich erscheinen.

Die Untersuchungen zeigten aber auch, daß Zellproliferationen, die bereits stattgefunden haben, nicht mehr rückgängig gemacht werden können.

Die experimentell nachgewiesene prostatotrope Wirkung der Kürbissterole wurde durch eine *klinische* Studie eindrucksvoll bestätigt und erhärtet. Bei dieser Prüfung erhielten Prostatapatienten das gleiche isolierte Kürbissterolgemisch in Hartgelatinekapseln 4 und 3 Tage vor der offenen Prostatektomie. Die oral eingenommenen Sterole konnten nicht nur im Zielorgan, d. h. im Operationsmaterial nachgewiesen werden, sondern es wurden im Prostatagewebe auch DHT-Werte ermittelt, die signifikant niedriger waren als die in einer Kontrollgruppe, welche keine Kürbissterole erhalten hatte. Gleichzeitig waren die Werte der prostatischen Serumparameter *saure Phosphatase* und *prostatisches Antigen* deutlich niedriger gegenüber den Ausgangswerten vor Verabreichung der Kürbissterole. Die SHBG-Werte (sexual hormone binding globulin) waren weder im Operationsgewebe noch im Serum signifikant verändert. Diese klinisch-pharmakologische Studie, die in dieser Form bislang (1992) nur mit den Kürbissterolen durchgeführt wurde, weist die delta-7-Sterole des medizinischen Kürbisses eindeutig als prostatotrope Wirkstoffe aus (*48*).

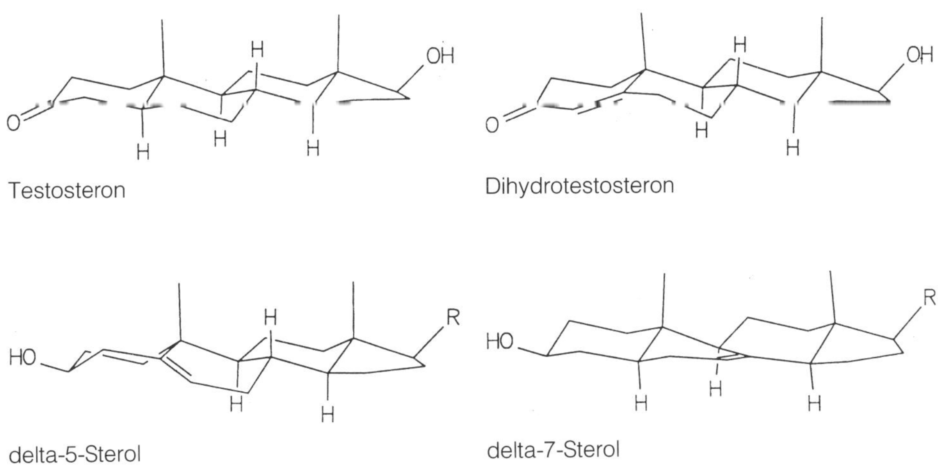

Abb. 2 Vergleich der Konformationsformeln von Testosteron, Dihydrotestosteron, delta-5- und delta-7-Sterol (R = ungesättigte Seitenkette)

Die *Abbildung 3* zeigt eine Übersicht der hypothetisch möglichen Angriffspunkte der Kürbissterole, wobei eine Wirksamkeit über die Beeinflussung des SHGBs für sie nicht in Frage kommen dürfte.

Weitere experimentelle Prüfungen zur Erhärtung der multifaktoriellen Wirksamkeit: Von mittelpolaren Kürbissamenauszügen – die Inhaltsstoffe konnten bislang noch nicht identifiziert werden – wurde von Sauter (*44*) eine deutliche Keimhemmung gegenüber grampositiven und -negativen Bakterien nachgewiesen. Das ebenfalls von Sauter 1985 (*40*) erstmals in Kürbissamen gefundene beta-D-Glucopyranosyl-5-alpha-stigmasta-7,22-dien-3-beta-ol erwies sich im Tierversuch als ein Naturstoff mit relativ starker diuretischer bzw. aquaretischer Wirkung (*44*) und dürfte einen positiven Einfluß auf Kongestionsbeschwerden besitzen. Weitere mögliche Angriffspunkte bzw. Wirkungsmechanismen, die im einzelnen für den medizinischen Kürbissamen noch nicht experimentell oder kli-

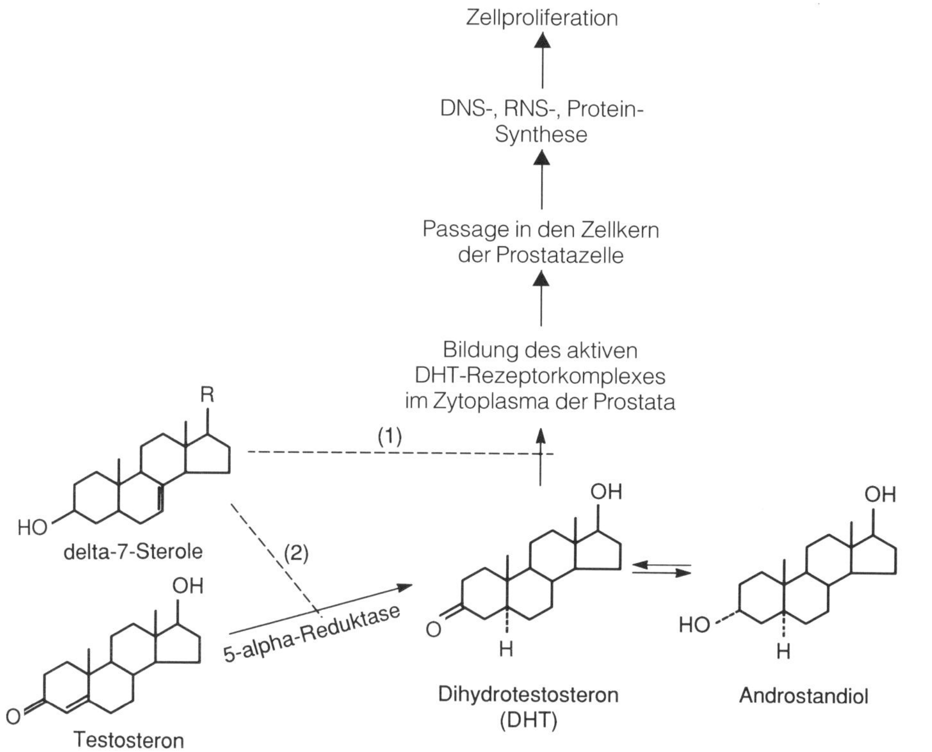

Abb. 3 Mögliche Angriffspunkte der delta-7-Sterole am Zielorgan. Der Einfluß der delta-7-Sterole auf den DHT-Stoffwechsel führt nach klinischen Untersuchungen zu einer Verminderung der DHT-Akkumulation. Als Angriffspunkte kommen nach bisherigen Untersuchungen mit dieser Stoffgruppe in Frage: 1. Hemmung der Bindung des DHT an zytoplasmatische Rezeptoren: In menschlichen Zellkulturen konnte die Hemmung der DHT-Bindung nach Vorinkubation mit delta-7-Sterolen gezeigt werden. 2. Hemmung der 5-alpha-Reduktase: Darauf deuten Untersuchungen mit delta-7-Sterolen aus Sabalis fructus hin.

nisch-pharmakologisch belegt sind, sind in *Tabelle 6* als Übersicht aufgelistet.

Hinweise für die Therapie: Für eine effektive Anwendung der Prostatamittel aus Kürbissamen müssen folgende Punkte beachtet werden:

● Verwendet werden müssen weichschalige (syn. schalenlose) Kürbissamen. Von hartschaligen Kürbissamen liegen bislang noch keine jüngeren klinischen oder experimentellen Studien vor. Die oben beschriebenen wissenschaftlichen Prüfungen wurden ausschließlich mit den Samen von *Cucurbita pepo* LINNÉ convar. citrullinina GREB. var. styriaca GREB. forma FINK/SCHNOCK durchgeführt.

● Auf eine ausreichende *Dosierung* ist zu achten. Die Monographie der Kommission E empfiehlt als mittlere Tagesdosierung 10 g Kürbissamen. Eine solch hohe Dosierung kann nur mit Monopräparaten erreicht werden, z. B. mit Granufink Kürbiskern Granulat oder Granufink Kürbiskernen.
Zur »Blasenstärkung«, im Sinne der traditionellen Anwendung, genügen 3–5 g Kürbissamen (*44*).

● In Kombinationspräparaten dürfte aber auch eine niedrigere Dosierung ausreichend sein, wenn sterolreiche lipophile Kürbissamenauszüge mit weiteren additiv oder synergistisch wirksamen Pflanzenextrakten kombiniert werden.
Als Kombinationspartner geeignet sind: Extractum Sabalis fruct. (antiandrogene, antiphlogistische, dekongestive Wirkungen), Extractum Orthosiphonis fol. oder Ononidis rad. (aquaretische bzw. dekongestive Wirkung), Extractum Echinaceae rad. (antiphlogistische, antimikrobielle, immunstimulierende Wirkungen) und andere sinnvolle Extrakte im Sinne der Richtlinie für Kombinationspräparate der Kommission E (*47*) und des eingangs beschriebenen multifaktoriellen Beschwerdebildes bei der BPH.

Anwendungsgebiete*
Reizblase, Miktionsbeschwerden bei Prostataadenom Stadium I bis II.

Dosierung*
Soweit nicht anders verordnet: mittlere Tagesdosis 10 g Samen; Zubereitungen entsprechend.

Ärztliche Verordnung
Eine ärztliche Verordnung von Cucurbitae semen (Kürbissamen) kann *nicht* empfohlen werden, da bei den als Bulkware im Verkehr befindlichen Kürbissamen nicht sichergestellt ist, daß es sich um »medizinischen« Kürbissamen handelt. Der Arzt muß auf Kürbissamen ausweichen, die als Fertigarzneimittel erhältich sind.

Bewährte Fertigarzneimittel
Monopräparate (u. a.): Granufink Kürbiskern Granulat und Granufink Kürbiskerne.
Kombinationsfertigarzneimittel mit relativ hoher Kürbissamendosierung (mindestens 300 mg lipophiler Kürbissamenauszug pro Einzeldosis) plus additiv und/oder synergistisch wirksamen Pflanzenextrakten: Prosta-Fink®-N-Kapseln (apothekenpflichtig und verordnungsfähig), Granufink Kürbiskern Kapseln, Salus-Kürbis-Tonikum-Compositum (Liquidum). Klinische Prüfungen liegen von folgenden Kombinationspräparaten vor: Prosta-Fink®-N-Kapseln, Granufink Kürbiskern Kapseln.

* laut Monographie der Kommission E

Zwerg-(syn. Säge-)Palmenfrüchte (Serenoae repentis fructus syn. Sabalis fructus)

(Monographie der Kommission E ▶ S. 121, Abb. 17)

Stammpflanze: *Serenoa repens* (BARTRAM) SMALL, früher *Sabal serrulata* (MICHAUX) NUTALL ex SCHULTES.

Familie: Palmae (Palmengewächse).

Vorkommen: Beheimatet in den küstennahen Sumpfgebieten der Südstaaten von Nordamerika sowie in den Mittelmeerländern und Nordafrika.

Verwendeter Pflanzenteil: Getrocknete Beerenfrüchte.

Hauptinhaltsstoffe: delta-5- und delta-7-Sterole in freier und glykosidisch gebundener Form, Polysaccharide, fettes und ätherisches Öl.

Darreichungsformen: Tinkturen oder Trockenextrakte, die mit alkoholischen bzw. lipophilen Lösungsmitteln (z. B. Ethanol 90 %ig, Hexan u. a.) hergestellt werden. Die Trockenextrakte sind in Kapseln oder Dragees verarbeitet.

Auszüge aus den getrockneten Beerenfrüchten der Zwerg- oder Spägepalme gelten in der nordamerikanischen Volksmedizin als beliebtes Prostatamittel, während aus verständlichen Gründen in der traditionellen europäischen Medizin die Anwendung von Sabalfrüchten kaum bekannt ist. Ihre Extrakte sind in erster Linie Bestandteil zahlreicher Prostatakombinationsmittel. Monopräparate dagegen sind erst seit kürzerer Zeit erhältlich.

Die Monographie der Kommission E gibt für Sägepalmenfrüchte folgende Wirkungen an: »Antiandrogen (Hexanextrakt) und antiexsudativ (wässeriger Extrakt)«.

Briley u. Mitarb. (*14*), Carilla u. Mitarb. (*16*) und Sultan u. Mitarb. (*57*) konnten mit lipophilen Extrakten aus Sabalfrüchten eine Hemmung der Dihydrotestosteronbindung am Rezeptor, eine Hemmung der 5-alpha-Reduktase-Aktivität und zusätzlich eine Hemmung der Phospholipase-A_2-Aktivität nachweisen. Diese *prostatotrope* bzw. *antiandrogene* Wirkung fiel in den Hexanextrakten deutlicher aus als in alkoholischen Auszügen. Vorher konnten schon Wagner u. Mitarb. (*61*) mit wässerigen Sabalfrüchteextrakten eine antiödematöse, antiexsudative und antiphlogistische Aktivität im Tierversuch beobachten. In einer jüngsten Untersuchung (*68*) konnte der Arbeitskreis um H. Wagner, München, experimentell eine antiphlogistische Wirkung auch in einer sauren *lipophilen* Fraktion nachweisen. Hypothetisch müßte also ein Gesamtextrakt, der sowohl die lipophilen als auch die hydrophilen Sabalfrüchteinhaltsstoffe enthält, ein optimales Phytopharmakon zur Behandlung der BPH sein, da sowohl die *prostatotropen* als auch die *symptomatischen* Aspekte eine Berücksichtigung erfahren. Die polaren Inhaltsstoffe werden möglicherweise im menschlichen Intestinaltrakt zu inaktiven Verbindungen abgebaut, so daß die Tierexperimente evtl. nicht übertragbar sind.

Die positiven experimentellen Ergebnisse wurden zwischenzeitlich auch durch plazebokontrollierte Doppelblindstudien mit dem Präparat Permixon® klinisch bestätigt (*17*). Jüngste (*66, 67*) und zum Teil noch nicht publizierte klinische Studien mit Präparaten, die entweder alkoholische Sabaltrockenextrakte oder einen mittels überkritischem Kohlendioxid gewonnenen lipophilen Extrakt enthalten, bestätigen die ersten positiven Untersuchungsergebnisse aus dem Jahre 1984.

Sowohl die subjektiven Parameter wie Nykturie, Pollakisurie, Dysurie usw., als auch die objektiven urodynamischen

Parameter zeigten signifikante Unterschiede zur Kontrolle. Vor allem wurde das Kardinalsymptom der BPH, die Nykturie, deutlich gebessert und auch Kongestionsbeschwerden gemindert. In einer Studie erhöhte sich der Harnfluß um ca. 50 % und die Therapieeffektivität des Sabalextraktes betrug über 80 % im Vergleich zum Plazebo mit rund 50 %.
Eine gute Übersicht zur Phytochemie, Pharmakologie und Klinik von Serenoa-repens-Früchten geben HARNISCHFEGER und STOLZE (*28*).

Anwendungsgebiete*
Miktionsbeschwerden bei benigner Prostatahyperplasie, Stadium I bis II.

Dosierung*
Tagesdosis 1–2 g Droge oder 320 mg mit lipophilen Lösungsmitteln (z. B. Hexan oder Ethanol 90 % (V/V) extrahierbare Bestandteile; andere Zubereitungen entsprechend.

Ärztliche Verordnung
Zubereitungen aus Serenoa repens-Früchten, die sich der Patient selbst herstellt, beispielsweise eine Teeabkochung, sind bislang noch nicht erprobt worden und sind auch in der Volksmedizin nicht bekannt.

Bewährte Fertigarzneimittel
Monopräparate: Remigeron® Lösung (10 ml Präparat enthalten 1,5 ml alkoholisches Perkolat 1 : 3), Permixon®-Hexanextrakt, seit 1991 Prostagutt®-mono-Kapseln, Strogen® forte und Talso®-Kapseln (jeweils 160 mg lipophiler Extrakt) sowie Strogen® uno und Talso® uno mit 320 mg lipophilem Sabalextrakt.
Kombinationspräparate: Cefasabal® Tropfen und Tabletten, Prosta-Fink®-Kapseln, Prostagalen®-N-Tropfen, Prostagutt®-Kapseln und Tropfen und Prostavigol®-Dragees. Kein Präparat erreicht die Dosierungsempfehlung der Kommission E. Von allen Präparaten existieren aber dennoch positive klinische Berichte (Einzelfallberichte, offene, multizentrische Studien, Doppelblindstudien), in denen u. a. von einer signifikanten Besserung der Miktionsbeschwerden berichtet wird. Die von der Kommission E vorgegebene Tagesdosis von 320 mg lipophilem Sabalextrakt ist in Kombinationspräparaten offensichtlich nicht notwendig.

* laut Monographie der Kommission E

Phytosterole aus Hypoxis rooperi
(Monographie der Kommission E: 1992 noch keine Monographie veröffentlicht)

Stammpflanze: *Hypoxis rooperi* LINNÉ.

Familie: Hypoxidaceae.

Vorkommen: Auf sandigen Hügeln und sandigen Uferständen, an den Rändern von Dünenwäldern, insbesondere in Ost- und Südafrika, aber auch in Nord-, Mittel- und Südamerika, Australien und im südlichen Asien.

Verwendeter Pflanzenteil: Die Wurzelknolle bzw. das daraus isolierte Phytosterolgemisch.

Hauptinhaltsstoffe: Das Phytosterolgemisch besteht aus mehreren Sterolen, wobei das beta-Sitosterol die Hauptkomponente ist. Pharmazeutisch entspricht das Gemisch den Anforderungen der National Formulary XIII (USA).

Darreichungsformen: Isoliertes Phytosterolgemisch als Pulver in Hartgelatinekapseln.

Auszüge aus den Knollen verschiedener Hypoxidazeen-Arten, insbesondere aus *Hypoxis rooperi* LINNÉ, werden in Südafrika traditionell zur Behandlung der BPH angewendet. Mit der Zielsetzung, einer modernen Phytotherapie standardisierte und nach Möglichkeit wirkstoffangereicherte Phytopharmaka zur Verfügung zustellen, kam in der europäischen Medizin vor etwa 17 Jahren nur das isolierte Phytosterolgemisch erstmals zum Einsatz und behauptet sich seit dieser Zeit als häufig verordnetes »Prostatamittel«. Mangels geeigneter analytischer Methoden wurde bei der Einführung des Arzneimittels Harzol® der isolierte Hypoxis-rooperi-Inhaltsstoff/Wirkstoff als beta-Sitosterin deklariert, und diese Bezeichnung wurde auch viele Jahre mangels besseren Wissens beibehalten. Erst als eine verbesserte Sterolanalytik zur Verfügung stand, konnte man feststellen, daß ein *Phytosterolgemisch* (*Abb. 4*) vorliegt, in dem das beta-Sitosterol (früher als beta-Sitosterin bezeichnet) lediglich der Hauptbestandteil ist, so wie es auch die NF XIII fordert. Neben Campesterol, Sitostanol, Ergosterol und anderen zum Teil noch unbekannten Sterolen konnte vor allem auch das beta-Sitosterol-beta-D-glucosid identifiziert werden. Es ist anzunehmen, daß die Wurzelknolle noch weitere Sterolglykoside enthält. Festzuhalten ist also, daß sowohl die experimentellen Studien als auch die klinischen Prüfungen zu keinem Zeitpunkt mit der chemisch reinen Einzelverbindung beta-Sitosterol (= Stigmast-5-en-3-beta-ol bzw. 24-beta-ethyl-delta5-cholesten-3-beta-ol) durchgeführt worden sind, sondern stets mit einem

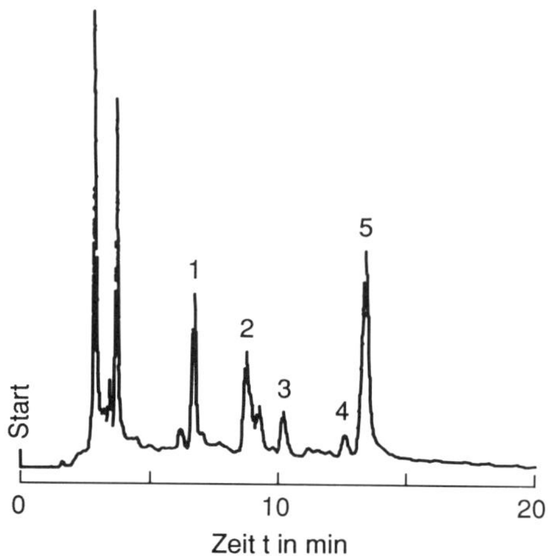

Abb. 4 Hochdruckflüssigkeitschromatogramm (HPLC) eines natürlichen Pytosterolgemisches.
Peaks 1 und 2 unbekannte Sterole, Peak 3 Ergosterol, Peak 4 Campesterol, Peak 5 beta-Sitosterol, Peaks unter 5 Minuten Lösungsmittelpeaks (Methanol, Wasser).

Sterolgemisch, zumeist isoliert aus den Wurzelknollen von *Hypoxis rooperi*, und daß es sich bei dem in die Therapie eingeführten »beta-Sitosterin-Präparat« also stets um ein Phytopharmakon im Sinne der ursprünglichen Definition der Kommission E gehandelt hat.

Erfreulicherweise wurden frühzeitig *experimentelle* Studien zur Erforschung der Wirkungsmechanismen und *klinische* Prüfungen zur Überprüfung der Wirksamkeit initiiert. So konnte sowohl in In-vitro- als auch in In-vivo-Experimenten eine Hemmung der Prostaglandinsynthese durch das applizierte Phytosterolgemisch nachgewiesen werden. Dabei zeigte sich eine Senkung von PGE_2 und PGF_2 sowohl im hpyerplastischen Prostatagewebe als auch im Prostataexprimat. Aus den Untersuchungsergebnissen kann postuliert werden, daß durch eine Phytosterolgabe auch die Aktivität der 5-alpha-Reduktase beeinflußt, d. h. gehemmt wird. Wenn man davon ausgeht, daß dem Dihydrotestosteron (DHT) eine wichtige oder vielleicht sogar die entscheidende pathogenetische Bedeutung bei der Entwicklung der BPH zukommt, dann besitzt das Phytosterolgemisch aus Hypoxis rooperi eine wichtige *prostatotrope* Wirkung. *Abbildung 5* zeigt in einer stark vereinfachten Übersicht den möglichen Angriffspunkt der Sterole.

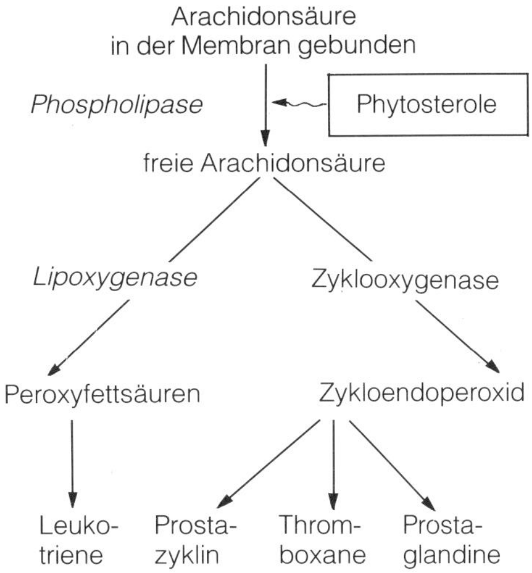

Abb. 5 Stark vereinfachte Darstellung der Arachidonsäurekaskade mit wahrscheinlichem Angriffspunkt der Phytosterole.

Zahlreiche *klinische* Studien zeigen, daß sich nach Gabe eines isolierten Phytosterolgemisches (die Studien beziehen sich alle auf Harzol®) die *subjektiven* Beschwerden signifikant besserten und auch die *urodynamischen* Parameter positiv veränderten. *Tabelle 7* gibt eine Übersicht einiger ausgewählter klinischer Prüfungen.

Klinische Studien mit Harzol® (*Tab. 7*)

Autoren	Studien-design	Patienten-zahl	Behandlungs-dauer	Beurteilungs-kriterien
Albrecht 1981 (*1*)	offen	53	15–20 Wochen	subjektive Beschwerden, Restharn, Uroflow
Albrecht 1989 (*2*)	retrospektiv	100	mittlere Behandlungsdauer 7,6 Jahre, Beobachtungszeit 10 Jahre	subjektive Beschwerden, Restharn, Uroflow, Tastbefund
Bach u. Mitarb. 1988 (*7*)	offen	100	3 Monate	subjektive Beschwerden, Kongestion, Restharn, Uroflow
Ebbinghaus und Baur 1977 (*21*)	doppelblind gegen Plazebo	100	8 Wochen	subjektive Beschwerden, Restharn, Uroflow, Zystomanometrie
Schindler 1983 (*51*)	offen, multizentrisch	5307	unterschiedlicher Zeitraum	subjektive Beschwerden, Tastbefund, Restharn, Uroflow
Schneider 1986 (*53*)	offen, multizentrisch	14574 unter Mitberücksichtigung der oben angegebenen Patientenzahlen	3 Monate	subjektive Beschwerden, Tastbefund
Ströker 1985 (*56*)	offen, multizentrisch	2056	3 Monate	subjektive Beschwerden, Tastbefund, Restharn, Uroflow
Zahradnik u. Mitarb. 1980 (*63*)	offen, kontrolliert gegen Plazebo	33	3 Monate	Prostaglandingehalt im Prostatagewebe

Aus wissenschaftlicher Sicht ist allerdings anzumerken, daß es sich bei den Prüfungen hauptsächlich nur um offene Studien handelte und bislang noch keine klinische Untersuchung nach den Prüfrichtlinien der FDA durchgeführt worden ist. Ob solche Prüfdesigns aber auch den Kern der Therapie der BPH treffen, nämlich eine Besserung der BPH-Symptomatik aufzeigen, wird seitens der niedergelassenen Urologen sehr in Frage gestellt, und gar nicht wenige Teilnehmer bei den »Expertengesprächen« waren der gleichen Meinung. Albrecht (*2*) konnte beispielsweise in seiner retrospektiven Studie feststellen, daß die vom Patienten verspürten subjektiven Therapieerfolge keinesfalls mit einer Besserung der sog. objektiven Parameter korrelieren müssen, und er weist ganz betont darauf hin, daß die in der FDA-Prüfrichtlinie so wichtigen urodynamischen Parameter nur gewisse Anhaltspunkte (!) für die Wirksamkeit eines Prostataarzneimittels liefern können. Für die Praxis ist also ein Mangel an Doppelblindstudien, nach Möglichkeit auch noch nach den FDA-Richtlinien durchgeführt, kein Grund, dieses Arzneimittel nicht zu verordnen, wenn für das betreffende Arzneimittel ausreichend offene multizentrische Studien vorliegen. Die Bedeutung des Plazebo-Effektes wurde bereits eingangs angesprochen (*29*).

Anwendungsgebiete*
Keine, da von Hypoxis-rooperi-Wurzelknollen noch keine Monographie der Kommission E existiert.

Dosierung*
Keine.

Ärztliche Verordnung
Keine, da die getrockneten Knollen der Hypoxidazeen-Arten nicht als Droge im Handel sind. Die geernteten Knollen dienen ausschließlich als Rohstoff zur Isolierung des Phytosterolgemisches.

Bewährte Fertigarzneimittel
Monopräparate: Harzol®-Kapseln, Sitosterin-Prostata-Kapseln, Prostasal®-Kapseln, Triastonal-Kapseln. Sämtliche Präparate enthalten 10 mg Phytosterolgemisch pro Kapsel.
Kombinationspräparate: Azuprostat®-Kapseln (Kombination mit Extr. Rad. Echinaceae purpur. sicc., alpha-Tocopherolacetat und Retinolpalmitat).

* laut Monographie der Kommission E

Brennesselwurzel (Urticae radix)
(Monographie der Kommission E ▸ S. 124)

Stammpflanze: *Urtica dioica* LINNÉ (Große Brennessel), seltener *Urtica urens* LINNÉ (Kleine oder Gartenbrennnessel) und/oder deren Hybriden. Die in der Literatur gelegentlich genannte Verfälschung mit *Urtica kioviensis* LINNÉ besitzt bei der Rohstoffbeschaffung praktisch keine Bedeutung.

Familie: Urticaceae (Nesselgewächse).

Vorkommen: Typische Ruderalpflanze, die praktisch überall in der Nähe menschlicher Wohnstätten sowie auf stickstoffreichen Böden und an Fluß- und Bachufern vorkommt.

Verwendeter Pflanzenteil: Die gesamten unterirdischen Teile (Rhizom und Wurzeln).

Hauptinhaltsstoffe: delta-5-Sterole in freier und glykosidischer Form, das Cumarin Scopoletin, ein Polysaccharid mit hoher T-Lymphozyten-stimulierender Aktivität, und das sog. Urtica-dioica-Agglutinin, bestehend aus sechs Isolektinen.

Darreichungsformen: Alkoholisch-wässerige Trockenextrakte in Kapseln und Dragees, wässerige Teeabkochungen aus feingeschnittener Droge.

Die Verwendung von Brennesselwurzelzubereitungen als »Prostatamittel«, insbesondere zur symptomatischen Behandlung von Funktionsstörungen bei der benignen Prostatahyperplasie, solange eine operative Behandlung nicht notwendig ist, basiert weniger auf Erfahrungen der Volksmedizin als vielmehr auf jüngeren experimentellen und klinischen Studien. Die Ergebnisse einer zwischenzeitlich auf interdisziplinärer Ebene ausgeweiteten Forschungsaktivität verschiedener Arbeitskreise weisen Brennesselwurzelauszüge, insbesondere wenn sie in Form von alkoholisch-wässerigen Trockenextrakten oral verabreicht werden, als medizinisch vertretbare »Prostatamittel« aus. Die Monographie der Kommission E nennt unter Wirkungen: »Erhöhung des Miktionsvolumens, Erhöhung des maximalen Harnflusses und Erniedrigung der Restharnmenge.«
Unter Nebenwirkungen steht in der Monographie: »Gelegentlich leichte Magen-Darm-Beschwerden.«
Verschiedene Untersuchungen bzw. Studien beschäftigen sich mit folgenden Teilgebieten:

- Suche nach dem Wirkprinzip bzw. -prinzipien mit dem Ziel einer Standardisierung auf therapierelevante Inhaltsstoffe (phytochemische Untersuchungen).
- Endokrinologische Studien mit dem Ziel, Reaktionsmechanismen aufzuklären.
- Zytologische Studien zur Klärung von Wirkungen und Wirkungsmechanismen.
- Klinische Untersuchungen zur Überprüfung der Wirksamkeit und des Wirkungsprofiles.

Phytochemie: Aus der Vielzahl der bislang identifizierten Inhaltsstoffe seien nur die pharmazeutisch und eventuell therapeutisch relevanten Naturstoffe genannt. Es sind dies: delta-5-Sterole in freier und glykosidischer Form, Polysaccharide, darunter eine Verbindung mit einer hohen T-Lymphozyten stimulierenden Aktivität. Von höchstem Interesse dürften das jüngst identifizierte Urtica-dioica-Agglutinin (*62*) sein, bestehend aus sechs Isolektinen mit einem extrem niedrigen Molekulargewicht von ca. 8500 Dalton und einer hohen Säurestabilität, das Cumarin Scopoletin, das sich aus pharmazeutischer Sicht gut als Leitsubstanz eignet, sowie in sehr niedriger Konzentration 9-Hydroxy-10-trans-12-cis-octadecadiensäure (*34*) mit einer die Aromatase hemmenden Wirkung. Die Verbindung ist äußerst chemolabil und wird daher in üblichen Brennesselwurzelextrakten nicht gefunden.

Über den verantwortlichen Wirkstoff kann zur Zeit noch keine abschließende Aussage getroffen werden. Hypothetisch favorisieren darf man die Isolektine, da sie durch Bindung an T-Lymphozyten-Populationen und Aktivierung des T_3-Ti-Komplexes eine Prostaglandin-Synthetase-Hemmung herbeiführen und somit eine antiphlogistische Wirkung zur Folge haben können. Für die klinisch nachgewiesene Wirksamkeit dürfte vermutlich auch noch das Polysaccharid mit seiner die T-Lymphozyten stimulierenden Aktivität von Bedeutung sein. Die Phytosterole dagegen werden aufgrund ihrer sehr geringen Dosierung in alkoholisch-wässerigen bzw. wässerigen Auszügen kaum eine therapeutische Relevanz besitzen. Gleiches gilt für die 9-Hydroxy-10-trans-12-cis-octadecadiensäure, die bislang nur unter Anwendung eines äußerst schonenden und komplizierten Isolierungsganges gewonnen werden konnte (*34*) und daher in Fertigarzneimitteln nicht vorhanden ist.

Endokrinologie: Ausgehend von dem Wissen, daß das Plasmaprotein SHBG (sexual hormone binding globulin) Androgene zu binden und diese biologisch zu »inaktivieren« vermag, und unter Bezugnahme auf die Hypothese, daß ein im Alter erhöhter SHBG-Serumspiegel möglicherweise für die Prostatahyperplasie verantwortlich ist, wurden von Schmidt (*52*), Vontobel (*60*) und Bauer (*10*) die SHBG-Konzentrationen vor und nach Verabreichung von Bazoton® (= alkoholisch-wässeriger Trockenextrakt aus Brennesselwurzeln, 300 mg pro Kapsel) untersucht. Schmidt (*52*) fand, daß Bazoton® die Bindungskapazität für Testosteron und DHT in vitro um 67 % senkte. Vontobel u. Mitarb. (*60*) stellten bei Prostatapatienten eine signifikante SHBG-Senkung im Serum fest. Letzteres konnte wenige Jahre später auch der Arbeitskreis um Bauer (*9*) bestätigen.

Ob dem SHBG nun tatsächlich die Schlüsselrolle in der Pathogenese der BPH zukommt, wie sie 1983 Schmidt (*52*) postulierte, ist nach wie vor ungewiß, und in den verschiedenen Expertengesprächen wurde die Hypothese jedenfalls nicht endgültig bestätigt. Wenn man die verschiedenen Hypothesen zur Pathophysiologie des Prostataadenoms miteinander vergleicht und gegeneinander abwägt, so zeichnet sich deutlich ab, daß multifaktorielle Abläufe stattfinden müssen und daß man bei der Entwicklung bzw. Standardisierung eines Arzneimittels zur Behandlung der BPH und deren Symptome **nicht** auf einen einzigen Reaktionsmechanismus setzen sollte. Mit der Aussage, daß das Arzneimittel *kausal* (!) wirkt, weil irgendein Pflanzeninhaltsstoff das SHBG zu blockieren vermag, sollte/muß man zur Zeit noch zurückhaltend sein.

Zytologische Untersuchungen: Mittels Fluoreszenzmikroskopie nach In-vivo- oder In-vitro-Gabe von Bazoton® konnte Dunzendorfer 1984 (*20*) körnige Fluoreszenzen in den Drüsenzellen von gewuchertem periurethralem Gewebe nachweisen. Bei unbehandeltem Kontrollgewebe fehlte die Fluoreszenz. Nach Inkubation mit einer Bazoton®-Suspension konnte die Fluoreszenz auch dort nachgewiesen werden. Schlußfolgerungen zur Wirksamkeit des geprüften Brennesselwurzelextraktes zieht Dunzendorfer nicht. Das Vorhandensein des fluoreszierenden Cumarins Scopoletin als Inhaltsstoff in Urticae radix war 1984 noch nicht bekannt. Rückblickend kann festgestellt werden, daß Scopoletin in die Prostata gelangt und dort offensichtlich von einem Rezeptor gebunden wird. Die Inkubation anderer Gewebe (Niere, Pankreas, Blase) erzeugte nämlich keine Fluoreszenzerscheinungen.

In einer anderen Studie beobachtete Ziegler (*64*), daß nach Verabreichung von Bazoton® über einen Zeitraum von 4–20 Wochen im Gewebe der Adenomträger – durch Punktion mit einer Feinnadel nach Franzén entnommen – zytomorphologisch signifikante Zellveränderungen am Kern und Zytoplasma auftraten. Er meint dazu, daß dies möglicherweise der Ausdruck eines verminderten Stoffwechsels der Zelle sein könnte. Weil die Zellveränderungen in linearem Zusammenhang mit der Dauer der Verabreichung des methanolisch-wässerigen Brennesselwurzelextraktes standen, meint er ferner, daß die mikroskopisch sichtbaren Veränderungen auf den Einfluß der Medikation zurückgeführt werden können.

Am Institut für Pathologie der Universität Basel (*39*) in Zusammenarbeit mit der Urologischen Klinik Basel und einer urologischen Gemeinschaftspraxis in Gießen wurde 1987 eine elektronenmikroskopische Untersuchung angeschlossen. Die Studie ergab, daß nach sechsmonatiger

Klinische Studien mit Extractum Radicis Urticae (ERU) bei benigner Prostatahyperplasie (BPH) (*Tab. 8*)

Autor	Patientenzahl	Design/Dauer	Dosierung
Dathe und Schmidt 1987	79	Doppelblind 6–8 Wochen	2 × 300 mg/d
Vontobel u. Mitarb. 1985	50	Doppelblind 9 Wochen	2 × 300 mg/d
Bauer u. Mitarb. 1988	253	Offen, multizentrisch 12 Wochen	2 × 600 mg/d
Djulepa 1982	89	Offen 3–24 Monate	2 × 300 mg/d
Feiber 1988	26	Offen 4–24 Wochen	2 × 600 mg/d
Friesen	4480	Offen, multizentrisch 20 Wochen bis 3 Jahre	Initial 2 × 600 mg/d Dauertherapie 2 × 300 mg/d
Stahl 10 Wochen	4051	Offen, multizentrisch	2 × 600 mg/d
Tosch und Müssiggang 1983	5492	Offen, multizentrisch 3–4 Monate	Initial 2 × 600 mg/d Dauertherapie 2 × mg/d

Bazoton®-Therapie sowohl an den glatten Muskelzellen als auch an den Drüsenepithelzellen der Prostata ultrastrukturelle Veränderungen zu beobachten waren. Im einzelnen stellte die Arbeitsgruppe erstens fest, daß die Aktivität der Muskelzellen nach der Therapie vermindert war, was sich in einer Reduktion der Volumenanteile der Zellorganellen manifestierte. Zweitens nahm in den Drüsenepithelzellen die Autophagietätigkeit ab, die Sekretionstätigkeit dagegen zu. Diese Änderung des Zellstoffwechsels schlug sich in einer volumen- und zahlenmäßigen Zunahme der Sekretgranula und Abnahme der Lysosomen nieder. Die Autoren meinen abschließend zu ihren Ergebnissen, daß für eventuelle Therapieeffekte die Veränderungen an den glatten Muskelzellen relevanter sind als jene an den Drüsenepithelzellen. Alle drei zytologischen Prüfungen sind mit Sicherheit wissenschaftlich interessant und bedeutsam. Trotzdem sagen sie wenig über den Wirkungsmechanismus von Bazoton® bzw. über die Eignung eines al-

Wirksamkeit		**Unerwünschte**
Objektive Parameter	**Subjektive Parameter**	**Wirkungen**
Durchschnittsfluß und Maximalfluß signifikant erhöht, Miktionsvolumen erhöht, Restharn vermindert	Kein Unterschied Verum/ Plazebo	Keine
Bei Verum Miktionsvolumen und Maximalfluß signifikant erhöht, Durchschnittsfluß erhöht, Restharn kein Unterschied	Dysurie in beiden Gruppen deutlich gebessert, Miktionsfrequenz unverändert, kein Unterschied Verum/Plazebo	Verum 3 Patienten (Obstipation, Durchfall, Magenbeschwerden Plazebo 2 Patienten perineales Druckgefühl, Makrohämaturie)
Prostatavolumen und Restharn signifikant vermindert (mehr als 15 %)	Keine Angaben	Keine Angaben
Restharn vermindert bei 67 Patienten, bei 6 vermehrt	Keine Angaben	Keine Angaben (»Verträglichkeit sehr gut«)
Prostatavolumen um mehr als 10% vermindert bei 13 Patienten, Restharn vermindert bei 18	Keine Angaben	Keine Angaben
Durchschnittsfluß signifikant verbessert (n = 2695), Restharn signifikant vermindert	Signifikante Besserung von Nykturie und Pollakisurie	0,7 % Magen-Darm-Trakt, 0,3 % sonstige
nicht untersucht	Nykturiefrequenz vermindert	Keine Angaben
Restharn vermindert, Durchschnittsfluß gebessert	Miktionsfrequenz verbessert	Vorwiegend Magen-Darm-Trakt bei 88 Patienten, davon 84 Behandlungen abgebrochen

koholisch-wässerigen Brennesselwurzelextraktes zur Therapie der BPH aus. Damit Phytopharmaka aber eine wissenschaftliche Anerkennung von allen Seiten der Medizin erfahren, sind solche Studien auf alle Fälle sehr zu begrüßen, sofern sie beim »Vermarkten« des jeweiligen Arzneimittels richtig interpretiert werden.

Klinische Prüfungen: Mehrere offene Studien, u. a. von Stahl (*55*) und Friesen (*25*) sowie zwei Doppelblindstudien (*18, 60*) bestätigen die Wirksamkeit eines alkoholisch-wässerigen Trockenextraktes aus Brennesselwurzeln zur *symptomatischen* Behandlung der BPH. Ein *kausaler* Therapieerfolg kann aus den klinischen Untersuchungsergebnissen allerdings nicht abgeleitet werden. Als Initialdosis wurden zweimal täglich 600 mg Rad. Urticae Extr. sicc. verabreicht (= 2 × 2 Kapseln Bazoton®); als Erhaltungsdosis genügten zweimal täglich 300 mg des Extraktes. Gebessert wurden Miktionsbeschwerden, Pollakisurie, Nykturie, auch das Miktionsvolumen wurde erhöht. *Tabelle 8* zeigt eine Übersicht der klinischen Prüfungen mit einem Extr.-Radicis-Urticae-Präparat.

Anwendungsgebiete*
Miktionsbeschwerden bei Prostataadenom Stadium I bis II.

Dosierung*
Tagesdosis: 4 bis 6 g Droge, Zubereitungen entsprechend.

Ärztliche Verordnung
Rp. Urticae radix conc. minutus
(= Feinschnitt) 100,0 g
Signa: Mehrmals täglich eine Teeabkochung aus 1 Teelöffel (= ein Filterbeutel) zerkleinerter Brennesselwurzel.

Bewährte Fertigarzneimittel
Monopräparate: Bazoton® Kapseln (300 mg methanolisch-wässeriger Trokkenextrakt 5 : 1 in Weichgelatinekapseln), Simic®-Kapseln (gleiche Dosierung und gleiche galenische Form wie bei Bazoton®), Prostaherb®-N-Dragees (230 mg Extr. Rad. Urticae sicc. 7 : 1). Fink-Brennesselwurzel-Filtertee.
Kombinationsmittel: Urtika-Plus-Kapseln (300 mg Trockenextrakt 9 : 1 aus Radix et Herba Urticae), Prostatin-N-Dragees (150 mg Extr. Rad. Urticae sicc. zusammen mit 100 mg Ethenzamid und 5 mg Extr. Fol. Uvae ursi sicc.), Prostatin-N-Liquidum (in 100 ml sind ein Perkolat aus 34,5 g Rad. Urticae zusammen mit Auszügen aus Fruct. Sabalis serrul. und Fol. Uvae ursi enthalten).

* laut Monographie der Kommission E

Roggenpollen-Extrakt (Pollinis siccum extractum)
(Monographie der Kommission E: 1992 noch keine Monographie veröffentlicht)

Stammpflanze: *Secale cereale* LINNÉ.

Familie: Poaceae.

Vorkommen: Europa, Asien, Nordamerika, in zahlreichen Formen kultiviert.

Verwendeter Pflanzenteil: Totalextrakt (= hydrophiler und lipophiler Trokkenextrakt) 2,5 : 1 aus Roggenpollen, mittels Spezialstaubsaugern gesammelt und auf den Mindestgehalt von 3,5 mg Ninhydrin-positiver Leitsubstanzen standardisiert.

Hauptinhaltsstoffe: Bis zu 20 % alpha-Aminosäuren, bis zu 1 % Phytosterole, 4–10 % Kohlenhydrate, Fettsäuren und deren Ester.

Darreichungsformen: 20 mg Totalextrakt in Tabletten (= Cernilton® N).

Aufgrund nicht dokumentierter Erfahrungsberichte werden *Blütenpollenpräparate der unterschiedlichsten Zusammensetzung seit vielen Jahren als »Prostamittel« ausgewiesen (50)*. Die Kommission E beim Bundesgesundheitsamt nahm die Indikationen »benigne Prostatahyperplasie und chronische Prostatitis« in der Pollen-Monographie dagegen nicht auf. Dies wird zum einen durch die sehr heterogene Zusammensetzung der handelsüblichen Blütenmischpollen und zum anderen durch das Fehlen dokumentierter klinischer und/oder experimenteller Untersuchungen mit »gewöhnlichen« Pollen begründet.

Andere Verhältnisse liegen nun bei einem Fertigarzneimittel vor, das mehr oder weniger aus *Monopollen*, nämlich aus Pollen von *Secale cereale* LINNÉ, hergestellt wird. Naturgemäß ist dieser »Monopollen« noch mit einem relativ kleinen Anteil (< 10%) anderer Pollenarten »verunreinigt«. Es handelt sich dennoch um ein *standardisiertes* Phytopharmakon im weiteren Sinne, wobei die Standardisierung durch die Herstellung eines hydrophilen und lipophilen Extraktes, die beide zu einem *Roggenpollen-Totalextrakt* zusammengeführt werden, weitgehend gewährleistet wird. Bei pflanzlichen Arzneimitteln, von denen man weiß, daß die Ausgangsmaterialien in ihrer chemischen Zusammensetzung stark variieren können, wie dies bei handelsüblichen Blütenpollen der Fall ist (*50*), ist die oben genannte Vorgehensweise die Grundvoraussetzung für eine effektive Phytotherapie (*46*).

Mit dem Roggenpollen-Gesamtextrakt (Cernilton® N) wurden in den letzten Jahren mehrere klinische und experimentelle Untersuchungen durchgeführt (*49*). Besonders zu nennen sind die plazebokontrollierten Doppelblindstudien von Becker und Ebeling aus dem Jahr 1988 (*12*) sowie von Buck u. Mitarb. aus dem Jahr 1990 (*15*). In beiden klinischen Prüfungen konnte eine signifikante Besserung der BPH-Symptome nachgewiesen werden, u. a. kam es nach einem zwölfwöchigen Behandlungszeitraum zu einer deutlichen Abnahme der Nykturie und des Restharnvolumens. Der therapeutische Ansatz liegt offensichtlich in erster Linie in der Besserung der *Prostatakongestionsbeschwerden*, was aufgrund des experimentellen Nachweises einer antiphlogistischen Wirkung auch plausibel ist (*37*). Eine Normalisierung pathologischer Entzündungsparameter konnte auch im Prostataexprimat nachgewiesen werden (*37*). Von Krieg (*35*) wurde in einer In-vitro-Studie festgestellt, daß die lipophile sterolhaltige Roggenpollenfraktion die Aktivität der Schlüsselenzyme des Dihydrotestosteronmetabolismus (5-alpha-Steroidreduktase, 3-alpha- und 3-beta-Hydroxysteroidhydrogenase)

blockiert. Habib (*27*) stellte fest, daß die wasserlösliche Pollenextraktfraktion in der Lage ist, das Wachstum von Prostatazellkulturen zu hemmen. Nach Meinung von Habib wird die Hemmung allerdings nicht über den Androgenstoffwechsel vermittelt, und er zieht die Möglichkeit eines völlig androgenunabhängigen Wirkmechanismus in Erwägung. Ob eine solche Hemmung auch in vivo beim Prostataadenomträger auftritt, darf und kann aus diesem experimentellen Ergebnis noch nicht gefolgert werden.
Zusammenfassend wurde der Standardisierte Roggenpollenextrakt beim 5. Prostata-Seminar in Florenz (1989) als ein sehr nützliches *Antikongestivum* bei der BPH bezeichnet, wobei noch besonders betont wurde, daß die Prüfung der akuten Toxizität eine praktisch atoxische »Substanz« ergab.

Anwendungsgebiete*
Von Roggenpollen existiert noch keine Monographie der Kommission E.

Dosierung*
Keine, da noch keine Monographie der Kommission E existiert.

Ärztliche Verordnung
Keine bekannt. Roggenpollen sind als offene Bulkware nicht im Verkehr.

Bewährte Fertigarzneimittel
Cernilton®-N-Tabletten: 20 mg Extractum pollinis siccum (2,5 : 1), Standardisiert auf den Mindestgehalt von 3,5 mg Ninhydrin-positiver Substanzen.

* laut Monographie der Kommission E

Übersicht über Mono- und Kombinationsfertigarzneimittel zur Behandlung der BPH (Tab. 9)

Die *Tabelle 9* zeigt eine abschließende Übersicht der oben besprochenen »Prostata-Drogen« als Monopräparate oder als Kombinationsfertigarzneimittel.

Pflanzliche Prostatamittel (nach »Rote Liste 1992«) (*Tab. 9*)

Hauptkomponente	Monopräparate	Kombinationspräparate
Als »Sitosterol« bzw. früher beta-Sitosterin deklariert (= Phytosterolgemisch)	Harzol® Prostasal®	Azuprostat®
Extrakt aus den Wurzeln von *Urtica dioica* (Brennessel)	Bazoton® N Prostaforton® Prostaherb® N	Prostatin
Extrakt aus den Früchten von *Sabal serrulata* (Sägepalme)	Prostagutt® mono Remigeron® Strogen® forte u. uno Talso® und uno	Cefasabal® Prostagalen® N Prostagutt® Prosta Fink® N
Ganze oder zerkleinerte Samen und öliger Auszug aus »Medizinal«-*Cucurbita pepo*	Granufink	Nomon® Prostamed® Prosta Fink® N Salus Kürbis-Tonikum Uvirgan®
Totalextrakt aus Roggenpollen	Cernilton® N	

Weitere pflanzliche Prostatamittel

Der Vollständigkeit halber sei noch auf das *Kleinblütige Weidenröschen* (*Epilobium parviflorum* SCHREB.) und das *Schmalblättrige Weidenröschen* (*Chamaenerion angustifolium* [LINNÉ] SCOP. syn. *Epilobium angustifolium* LINNÉ) hingewiesen. Teeauszüge (als Infuse) aus dem Kraut des Kleinblütigen Weidenröschens oder ersatzweise aus dem Kraut des Schmalblättrigen Weidenröschens werden von »Prostatikern« gerne getrunken, wobei die Anwendung bei der BPH noch relativ jung und auf eine Empfehlung von MARIA TREBEN (*59*) zurückzuführen ist. Klinische Studien zur Wirksamkeit beider Drogen liegen zur Zeit nicht vor. Experimentell konnte von wässerigen Auszügen aus beiden Weidenröschenarten allerdings eine eindeutige antiphlogistische Wirkung nachgewiesen werden (*32*). Eine Wirksamkeit bei der BPH über eine Besserung der **abakteriellen Begleitprostatitis** und damit eine Besserung der Kongestionsbeschwerden sind denkbar. Die ersten experimentellen Ergebnisse sowie die positiven Berichte von Adenomträgern – bisher allerdings noch nicht wissenschaftlich dokumentiert – wären es wert, weitere experimentelle Untersuchungen und vor allem klinische Studien folgen zu lassen. Schärfste Ablehnung muß allerdings die Indikation Prostatakarzinom – eine Empfehlung von TREBEN – finden! Allerdings kann ein Weidenröschentee als täglicher »Frühstücks- oder Abendtee« für einen Prostataadenomträger durchaus eine sinnvolle »diätetische Maßnahme« sein.

Echinacea purpurea (LINNÉ) MOENCH und *Echinacea angustifolia* DC. stammen beide aus Nordamerika, bei uns werden Kulturformen als Zierpflanzen in Gärten angebaut. Zum medizinischen Gebrauch werden die Wurzeln und das Kraut verwendet, man erntet die gerade aufgeblühten Pflanzen. Hauptinhaltsstoffe sind ätherisches Öl, Heteroglykane und Hydroxyzimtsäurederivate. Auszüge aus

den beiden Echinacea-Arten sind in pflanzlichen Prostata-Kombinationspräparaten enthalten, da sie immunstimulierend und entzündungshemmend wirken.
Queckenwurzel-Zubereitungen werden in der Erfahrungsheilkunde und in der Volksmedizin bei dysurischen Beschwerden, Blasenkatarrhen und bei der benignen Prostatahyperplasie verordnet. Verfälschungen der Droge sind häufig, über die therapeutisch wirksamen Inhaltsstoffe ist wenig bekannt.
Boesel (*13a*) konnte im Wasserdampfdestillat 61 Komponenten isolieren, davon

Weitere Arzneidrogen in Kombinationspräparaten zur Therapie der BPH (nach »Rote Liste 1990«) (*Tab. 10*)

Arzneibuchdroge	deutscher Pflanzenname	Hauptwirkstoff
Allii cepae bulbus	Küchenzwiebel	Allicin
Althaeae radix	Eibischwurzel	Schleimstoffe
Aurantii pericarpium cortex	Pomeranzenschalen	ätherisches Öl
Belladonnae radix	Tollkirschenwurzel	Hyoscyamin/Atropin
Berberis cortex	Berberitzenrinde	Berberin
Bucco folia	Bukkoblätter	Flavonoide
Chamomillae flores	Kamillenblüten	ätherisches Öl
Chelidonii herba	Schöllkraut	Chelidonin
Chimaphilae herba	Wintergrünkraut	Arbutin
Damianae folia	Damianablätter	Arbutin
Echinaceae herba	Sonnenhutkraut	Echinacosid
Equiseti herba	Schachtelhalmkraut	Kieselsäure
Faex medicinalis	medizinische Hefe	Vitamine
Graminis radix	Queckenwurzel	Saponine
Hamamelidis cortex	Zaubernußrinde	Tannin

Weitere Arzneidrogen in Kombinationspräparaten zur Therapie der BPH (nach »Rote Liste 1990«) (*Tab. 11*)

Arzneibuchdroge	deutscher Pflanzenname	Hauptwirkstoff
Herniariae herba	Bruchkraut	Herniarin
Hippocastani semen	Roßkastaniensamen	Aescin
Juglandis folia	Walnuß	Gerbstoffe
Ononidis radix	Hauhechelwurzel	Trifolrhizin
Orthosiphonis folia	Ind. Nierentee	Sinensetin
Pareirae bravae radix	Pareirawurzel	Tubocurarin
Polygoni herba	Vogelknöterichkraut	Gerbstoffe
Populi gemmae	Pappelknospen	Salicin
Pulsatillae herba	Kuhschellenkraut	Protoanemonin
Rubiae tinctorum radix	Krappwurzel	Ruberythrinsäure
Solidaginis herba	Goldrutenkraut	Saponine
Uvae ursi folia	Bärentraubenblätter	Arbutin
Vitis ideaea folia	Preißelbeerblätter	Arbutin
Yohimbehe cortex	Yohimberinde	Yohimbin

sind besonders Thymol, Carvacrol und Carvon von pharmakologischem Interesse, da diese Verbindungen relativ stark keimhemmend wirken. Für die volksmedizinisch beschriebene Wirksamkeit bei der benignen Prostatahyperplasie könnten das delta-5-Sitosterin und das delta-5-Sitosteringlucosid verantwortlich sein.
In einigen Prostata-Kombinationspräparaten sind Auszüge aus den Blättern und Zweigen der *Zitterpappel* enthalten, da ihnen aufgrund ihres Salizylsäureglykosidgehalts eine antiphlogistische Wirkung zugeschrieben wird.
Die *Tabellen 10* und *11* geben eine alphabetische Auflistung *weiterer* Drogen, die in Kombinationspräparaten zur Therapie der BPH enthalten sind. Für die meisten dieser aufgezählten Drogen gibt es keine medizinische Begründung weshalb sie in einem Arzneimittel zur Behandlung der BPH mitaufgenommen sind!

Literatur

1. Albrecht, J.: Prostata-Adenom: Der erste Schritt ist konservativ. Ärztl. Prax. 76 (1981) 2621–2622
2. Albrecht, J.: Langzeitbeobachtung der Prostatahyperplasie unter Behandlung mit Beta-Sitosterin. Urologe B 29 (1989) 164–165
3. Alken, C. E. und J. Sökeland: Urologie – Prostatahyperplasie. 9. Aufl. Thieme, Stuttgart – New York, 1983
4. Altwein, J. E.: Prostata Konferenz Stellenwert der konservativen Therapie der BPH, Hamburg, 1990
5. Altwein, J. E. und G. H. Jacobi: Medikamentöse Behandlung des Prostataadenoms. Dtsch. Ärztebl. 45 (1978) 2655
6. Bach, D., J. Sökeland und K. D. Voigt: Prostata-Hyperplasie. Dtsch. Ärztebl. 85 (1988), 804–805
7. Bach, D., R. Schmidt und J. Sökeland: Entwicklung der benignen Prostatahyperplasie (BPH). Prakt. Arzt 25, 7 (1988), 33–38, 8 (1988) 22–27
8. Bauer, H. W.: Benigne Prostatahyperplasie – Klinische und experimentelle Urologie 14 – Klinisch-experimentelle Konferenz. Budapest, 1986
9. Bauer, H. W.: Benigne Prostatahyperplasie II – Klinische und experimentelle Urologie 19 – Zweite klinisch-experimentelle Konferenz zu Fragen der benignen Prostatahyperplasie. Wien, 1988. Zuckschwerdt, München – Bern – Wien – San Francisco, 1988
10. Bauer, H. W., F. Sudhoff und S. Dressler: Endokrine Parameter während der Behandlung der benignen Prostatahyperplasie mit ERU. In: Bauer, H. W. (Hrsg.): Benigne Prostatahyperplasie II. Klin. Exp. Urol., Vol. 19. Zuckschwerdt, München – Bern – Wien – San Francisco, 1988
11. Becker, H.: Benigne Prostatahyperplasie. Ther. d. Gegenw. 125 (1986) 13–20
12. Becker, H. und L. Ebeling: Konservative Therapie der benignen Prostata-Hyperplasie (BPH) mit Cernilton® N. Urologe B 28 (1988) 301–306
13. Bichler, K. H., S. H. Fischer und S. Halim: Konservative Therapie der Prostatahyperplasie. In: Helpap, B., Th. Senge und W. Vahlensieck (Hrsg.): Die Prostata. Bd. I: Prostatahyperplasie. pharm & medical information, Frankfurt – Zürich, 1983, S. 125–135

13a. Boesel, R.: »Pharmakognostische, phytochemische und mikrobiologische Untersuchungen von Queckenwurzelstock«, Dissertation (1991) Freie Universität Berlin

14. Briley, M., E. Carilla and F. Fauran: Permixon, a new treatment for benign prostatic hyperplasia, acts directly at the cytosolic androgen receptor in rat prostate. Brit. J. Pharmacol. 79 (1983) 327
15. Buck, A. C., R. Cox, R. W. M. Rees, L. Ebeling and A. John: Treatment of outflow tract obstruction due to benign prostatic hyperplacia with the pollen extract, Cernilton. Brit. J. Urology 66 (1990) 398–404
16. Carilla, E., M. Briley, F. Fauran, Ch. Sultan and C. Devillier: Binding of Permixon, a new treatment for prostatic benign hyperplasia, to the cytosolic androgen receptor in the rat prostata. J. Steroid. Biochem. 20 (1984) 521–523
17. Champault, G., J. C. Patel and A. M. Bonnard: A doubled trial of an extract of the plant Serenoa repens in benign prostatic hyperplasia. Brit. J. Clin. Pharmac. 18,3 (1984) 461–462
18. Dathe, G. und H. Schmid: Phytotherapie der benignen Prostatahyperplasie – Doppelblindstudie mit Extractum Radicis urticae (ERU). Urologe B 27 (1987) 223–226

19. Djulepa, J.: Zweijährige Erfahrung in der Therapie des Prostata-Syndroms. Ärztl. Prax. 63 (1982) 2199
20. Dunzendorfer, U.: Der Nachweis von Reaktionseffekten des Extractum Radicis Urticae (ERU) im menschlichen Prostatagewebe durch Fluoreszenzmikroskopie. Z. Phytother. 2 (1984) 2–7
21. Ebbinghaus, K. D. und M. P. Baur: Ergebnisse einer Doppelblindstudie über die Wirksamkeit eines Medikamentes zur konservativen Behandlung des Prostata-Adenoms. Zschr. Allg. Med. 53 (1977) 1054–1058
22. Feiber, H.: Sonographische Verlaufsbeobachtungen zum Einfluß der medikamentösen Therapie der benignen Prostatahyperplasie (BPH). In: Bauer, H. W. (Hrsg.): Benigne Prostatahyperplasie. Klin. Exp. Urol., Vol. 19. Zuckschwerdt, München – Bern – Wien – San Francisco, 1988, S. 75–82
23. Food and Drug Administration Order: Benign prostatic hypertrophy products found to be new drugs. Food Drug Cosmetic Law Reports F. R. 6926 (1990) 42434–42441
24. Fortschritte der Prostata-Therapie. 5. Prostata-Seminar, September 1989, Florenz. Extr. Urol. 12 (1989), 1. Suppl., 2–8
25. Friesen, A.: Statistische Analyse einer Multizenter-Langzeitstudie mit ERU. In: Bauer, H. W. (Hrsg.): Benigne Prostatahyperplasie II. Klin. Exp. Urol., Vol. 19. Zuckschwerdt, München – Bern – Wien – San Francisco, 1988, S. 121–130
26. Friesen, A.: Verkalkungen der Prostata und ihre Rolle bei der BPH. Vortrag 3. Klinisch-experimentelle Konferenz zu Fragen der benignen Prostataphyperplasie. Sevilla, 1990 (Publikation in Vorbereitung)
27. Habib, F. K.: Regulation of prostate growth in culture with the pollen extract, Cernilton, and the impact of the drug on the EGF tissue profiles. Extracta urologica, Bd. 12, 1. Suppl. Arcon, Berlin, 1989
28. Harnischfeger, G. und H. Stolze: Serenoa repens – Die Sägezahnpalme. Z. Phytother. 10 (1989) 71–76
29. Hartung, R.: Die TUR der Prostata im Vergleich zu den »neuen Alternativen«. Vortrag 3. Klinisch-experimentelle Konferenz zu Fragen der benignen Prostatahyperplasie. Sevilla, 1990 (Publikation in Vorbereitung)
30. Hauri, D.: Phytotherapie oder Prostatektomie? Schweiz. Z. Ganzheits med. 3 (1990) 113–119
31. Helpap, B., Th. Senge und W. Vahlensieck: Die Prostata – Prostatahyperplasie. 1. Prostata-Workshop in Frankfurt/Main, 1983. Bd. 1. pharm & medical information, Frankfurt – Zürich, 1983
32. Hiermann, A., J. Juan und W. Sametz: Studien zur antiphlogistischen Wirkung in Auszügen von Epilobium-Arten. J. Ethnopharmacol. 17 (1986) 161–164
33. Jacobi, G. H.: Steroidhormonstoffwechsel in der benignen Prostatahyperplasie. In: Bandhauer, K., H. Toggenburg und H. W. Bauer (Hrsg.): Die Prostatahyperplasie. Klinische und experimentelle Urologie. Bd. 4. Zuckschwerdt, München – Bern – Wien – San Francisco, 1981
34. Kraus, R. und G. Spiteller: Isolierung und Identifizierung der 9-Hydroxy-10-trans-12-cis-octadecadiensäure als aromatasehemmender Stoff aus Brennesselwurzelextrakt. In: Rutishauser, G.: Benigne Prostatahyperplasie III – Dritte Klinisch-experimentelle Konferenz zu Fragen der benignen Prostatahyperplasie. Sevilla, 1990. Zuckschwerdt, München, 1991 (im Druck)
35. Krieg, H.: Urologisches Werkstattgespräch, Pollen und Prostata. Fortschr. Med. 106 (1988) 50. Suppl., 1–18
36. Lal, M. M. and S. Jain: Non-operative treatment of benigne prostatic hyperplasia. J. Indian M. A. 75 (1980) 174–176
37. Loschen, G. und L. Ebeling: Hemmung der Arachidon-Kaskade durch einen Extrakt aus Roggenpollen. Arzneimittel-Forsch. 41 (1991) 162–170
38. Monographie »Pollen« der Kommission E beim BGA, veröffentl. im Bundesanzeiger Nr. 11 vom 17. 1. 1991
39. Oberholzer, M., A. Schamböck, E. W. Rugendroff, M. Mihatsch, M. Rist, M. Buser und Ph. U. Heitz: Elektronenmikroskopische Ergebnisse bei medikamentös behandelter benigner Prostatahyperplasie (BPH). In: Bauer, H. W. (Hrsg.): Benigne Prostatahyperplasie. Klin. Exp. Urol., Vol. 14, Zuckschwerdt, München – Bern – Wien – San Francisco, 1987, S. 13–17
40. Rauwald, H. W., M. Sauter und H. Schilcher: 24β-Ethyl-delta-7-steryl-glucopyranoside from Cucurbita pepo seeds. Phytochemistry 24 (1985) 2746–2748
41. Rohr, H. P., M. Oberholzer, G. Bartsch und M. Kellai: Morphometry in experimental pathology. Int. Rev. Pathol. 54 (1976) 233
42. Rohwedder, D. und M. Hacks: Benigne Prostatopathien – Grundlegende und therapeu-

tische Aspekte – Schriftenreihe Experten im Gespräch. Bd. 11. Wissenschaftsverlag Wellingsbüttel, Hamburg, 1990

43. Rutishauser, G.: Benigne Prostatahyperplasie III – 3. Klinisch-experimentelle Konferenz zu Fragen der benignen Prostatahyperplasie. Sevilla, 1990. Zuckschwerdt, München – Bern – Wien – San Francisco, 1991 (im Druck)

44. Sauter, M.: Phytochemische und andere Untersuchungen von Kürbissamen (Cucurbita pepo L. convar. citrullinina I. GREB. var. styriaca I. GREB) mit Hinblick auf mögliche prostatotrop wirksame Inhaltsstoffe. Diss. Freie Univ. Berlin, 1984

45. Schilcher, H.: Standardisierte Kamillenzubereitungen – eine Voraussetzung für die medizinische Anwendung von Kamillenblüten. In: Klaschka, F., L. Maiwald und R. Patzelt-Wenczler (Hrsg.): Interdisziplinäres Kamillen-Symposium 1987. Grosse, Berlin, 1988

46. Schilcher, H.: Möglichkeiten und Grenzen der Phytotherapie am Beispiel pflanzlicher Urologika. Teil 2: Adnexerkrankungen des Mannes und der Frau und Urolithiasis. Urologe B 28 (1988) 90–95

47. Schilcher, H.: Kombinationspräparate in der Phytotherapie. Ärztez. Naturheilverf. 31 (1990) 88–93

48. Schilcher, H., U. Dunzendorfer und F. Ascali: Delta-7-sterole, das prostatotrope Wirkprinzip in Kürbissamen? Urologe B 27 (1987) 316–319

49. Schilcher, H., R. Boesel, St. Effenberger und S. Segebrecht: Neuere Untersuchungsergebnisse mit aquaretisch, antibakteriell und prostatotrop wirksamen Arzneipflanzen. Urologe B 29 (1989) 267–271

50. Schilcher, H. und Ch. Gärtner: Blütenpollen – Was sagt die Wissenschaft dazu? Z. Phytother. 11 (1990) 77–80

51. Schindler, E.: Die Frühoperation des Prostataadenoms muß nicht sein. Ärzt. Prax. 53 (1983) 1717–1718

52. Schmidt, K.: Die Wirkung eines Radix-Urticae-Extrakts und einzelner Nebenextrakte auf das SHBG des Blutplasmas bei der benignen Prostatahyperplasie. Fortschr. Med. 15 (1983) 713–716

53. Schneider, H.-J.: Konservative Behandlung der benignen Prostatahyperplasie (BPH). Zschr. Allg. Med. 62 (1986) 1069–1072

54. Seppelt, U.: Correlation among prostate stroma, plasma estrogen levels and urinary extrogen excretion in patients with BPH. J. clin. Endocrinol. Metab. 47 (1978) 1230–1234

55. Stahl, H.-P.: Die Therapie prostatischer Nykturie. Zschr. Allg. Med. 60 (1984) 128–132

56. Ströker, W.: Prostata-Erkrankungen: Konservative Therapie ist meist ausreichend. Ärztl. Prax. 46 (1985) 2138–2139

57. Sultan, Ch., A. Terraza, C. Devillier, E. Carilla, M. Briley, C. Loire and B. Descomps: Inhibition of androgen metabolism and binding by a liposterolic extract of Serenoa repens B in human fore skin fibroblasts. J. Steroid. Biochem. 20 (1984) 515–519

58. Tosch, U. und H. Müssiggang: Medikamentöse Behandlung der benignen Prostatahyperplasie. Euromed. 6 (1983) 1–3

59. Treben, M.: Gesundheit aus der Apotheke Gottes. Ennsthaler, Steyr, 1980, 53–56

60. Vontobel, H. P., R. Herzog, G. Rutishauser und H. Kres: Ergebnisse einer Doppelblindstudie über die Wirksamkeit von ERU-Kapseln in der konservativen Behandlung der benignen Prostatahyperplasie. Urologe A 24 (1985) 49–51

61. Wagner, H., H. Flachsbarth und G. Vogel: Über ein neues antiphlogistisches Wirkprinzip aus Sabal serrulata II. Planta Med. 41 (1981) 252–258

62. Wagner, H., F. Willer und B. Kreber: Biologisch aktive Verbindungen aus dem Wasserextrakt von Urtica dioica. Planta Med. 55 (1989) 452–454

63. Zahradnik, H. P., R. Schillfahrt, R. Schoening, K. D. Ebbinghaus und U. Dunzendorfer: Prostaglandin-Gehalt in Prostata-Adenomen nach Behandlung mit einem Sterol. Fortschr. Med. 98 (1980) 69–72

64. Ziegler, H.: Zytomorphologische Untersuchung der benignen Prostatahyperplasie unter Behandlung mit Extract. Radicis Urticae (ERU). Fortschr. Med. 100 (1982) 1832–1834

65. Ziegler, H.: Zur Epidemiologie der BPH-Entwicklung. Statistische Analyse von 2500 Fällen. Vortrag 3. Klinisch-experimentelle Konferenz zu Fragen der benignen Prostatahyperplasie. Sevilla, 1990 (Publikation in Vorbereitung)

66. Mattei, F. J., M. Capone und A. Acconcia: Medikamentöse Therapie der BPH mit einem Extrakt der Sägepalme. TW-Urologie und Nephrologie, 2 (1990) 346–350

67. Löbelenz, J.: Extractum Sabalis fructus bei BPH-Klinische Prüfung im Stadium I und II. therapeuticon 6 (1992) 34–37

68. Breu, W., M. Hagenlocher, K. Fiedel, G. Tittel, F. Stadler und H. Wagner: »Antiphlogistische Wirkung eines mit hyperkritischen Kohlendioxid gewonnenen Sabalfrucht-Extraktes« Arzneim.-Forsch. 42 (1992) 547–551

Urolithiasismittel

Einführung

Die Pathogenese der Harnsteinbildung ist noch nicht völlig geklärt, man nimmt jedoch an, daß unter anderem alimentäre Faktoren eine Rolle spielen. Harnsteine bestehen im wesentlichen aus Kalziumoxalat und -phosphat, aus Harnsäure und Cystin, wobei die meisten Konkremente *Mischsteine* sind, was eine gezielte medikamentöse Litholyse erschwert. Hinzu kommt, daß die chemische Zusammensetzung der Harnsteine meist nicht bekannt ist und in den wenigsten Fällen eine exakte chemische Analyse durchgeführt wird.
Während man weiß, daß *allein* durch eine *Harndilution* (*Durchspülungstherapie*, d. h., das spezifische Gewicht des Harns muß unter 1,015 g/cm³ liegen) das Risiko einer Steinbildung vermindert wird, sind die Möglichkeiten einer medikamentösen Litholyse wissenschaftlich weniger gut dokumentiert. Positive Berichte aus der Erfahrungsheilkunde und wissenschaftliche »Ansätze« gibt es über die Färberkrapp-Wurzel. Eine weitere Arzneipflanze, die auf bestimmte Harnsteine »chemisch« einwirkt, gibt es innerhalb der europäischen Phytotherapie nicht. Obwohl die 1986 als Positiv-Monographie verabschiedete Krappwurzel-Monographie 1992 in eine Negativ-Monographie umgewandelt wurde, wird im folgenden die Färberkrappwurzel aus historischen Gründen besprochen.

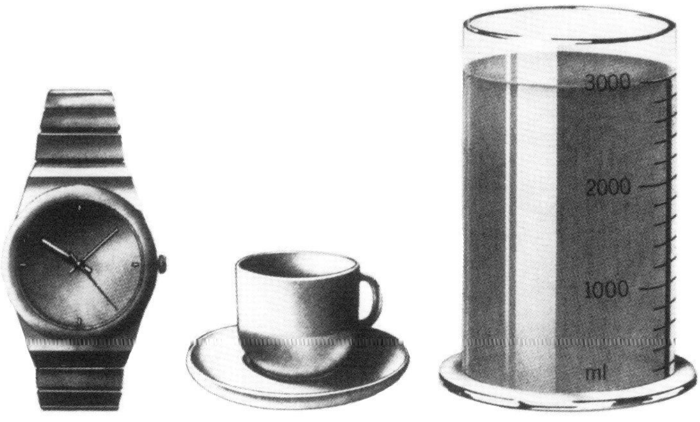

regelmäßig . . . viel trinken viel ausscheiden

Wirkungen

In-vitro-Versuche mit Krappwurzelzubereitungen bzw. der daraus isolierten Ruberythrinsäure zeigten, daß bei einem pH-Wert von 6,6 die Bildung von Kalziumphosphat- und Kalziumoxalatsteinen vermindert wird. Ebenso konnte im Tierexperiment nachgewiesen werden, daß die Steinbildung signifikant verzögert wird. Klinische Prüfungen ergaben schließlich, daß sich Kalziumphosphat- und Kalziumoxalatkonkremente nach Gabe von Krappwurzelzubereitungen verkleinern, was auf Korrosionsvorgänge zurückgeführt wird.

Indikationen

Die Kommission E schlug in ihrer im Jahr 1986 publizierten Monographie folgende Anwendungsgebiete für die Krappwurzel vor: »Unterstützende Behandlung und Rezidivprophylaxe bei Erkrankungen durch kalziumhaltige Steine im Bereich der Harnwege.«

Kontraindikationen

Krappwurzelzubereitungen hemmen nur die Kalziumphosphat- und Kalziumoxalatkristallisation. Eine spezifische Wirkung auf die Bildung von Harnsäure-und Cystinsteinen haben sie nicht.

Pflanzliche Arzneimittel

Färberkrappwurzel (Rubiae tinctorum radix)
(Monographie der Kommission E ▶ S. 120)

Stammpflanze: *Rubia tinctorum* LINNÉ.

Familie: Rubiaceae (Rötegewächse, Krappgewächse).

Vorkommen: Die Pflanze stammt aus Asien, sie wird heute jedoch vielerorts kultiviert und ist von Nord- bis Südamerika und von Kleinasien bis China verbreitet.

Verwendeter Pflanzenteil: Getrocknete Wurzeln sowie deren Zubereitungen.

Hauptinhaltsstoffe: Ruberythrinsäure und andere Hydroxy-Anthrachinonfarbstoffe, in Mengen von 2–3,5 %.

Darreichungsformen: Tinkturen, Trockenextrakte zur Herstellung von Kapseln und Tabletten.

Die Wurzel der in Asien beheimateten Pflanze enthält u. a. den roten Farbstoff Alizarin, der früher zum Färben von Stoffen verwendet wurde. Darauf weisen die Namen »Färberkrapp« und »Färberröte« hin.
Wie bereits erwähnt, hemmen Zubereitungen aus der Krappwurzel, bzw. die daraus isolierte Ruberythrinsäure (das Glykosid des Alizarins) die Bildung von Kalziumphosphat- und Kalziumoxalatsteinen und führen zu einer Korrosion kalziumhaltiger Harnsteine, da sich Komplexe bilden, die sich leichter im Harn lösen.
R. F. WEISS (*12*) weist in seinem »Lehrbuch der Phytotherapie« darauf hin, daß der Farbstoff in den Urin übergeht und ihn rot färbt. Dies muß dem Patienten vor der Therapie erklärt werden, damit er die rote Farbe nicht für Blut hält.
Da eine Teezubereitung aus Radix rubiae tinctorum unangenehm schmeckt, empfiehlt WEISS, eher Kapseln, Dragees oder Tinkturen zu verordnen. Die bis 1992 auf dem Markt befindlichen Fertigpräparate waren meistens mit anderen Phytourologika kombiniert, beispielsweise mit Goldrutenkraut und Löwenzahnwurzel.

Anwendungsgebiete*
Unterstützende Behandlung und Rezidivprophylaxe bei Erkrankungen durch kalziumhaltige Steine im Bereich der Harnwege.

Dosierung*
Mittlere Tagesdosis von Krappwurzelzubereitungen entsprechend 30 mg Hydroxyanthracenderivaten, berechnet als Ruberythrinsäure.

Ärztliche Verordnung
Keine bekannt.

Bewährte Fertigarzneimittel
Nieron® Liquidum und Kapseln, Urol®-Kapseln, Kalkurenal®-Tropfen, Rubia-Teep® und Uralyt®-Dragees (beide waren bestens bewährte Arzneimittel, sie wurden jedoch 1990 vom Markt genommen).

* laut Positiv-Monographie der Kommission E (1986)

Begründung für die Umwandlung der Krappwurzel-Monographie in eine Negativ-Monographie

Krappwurzel bzw. Krappwurzelzubereitungen enthalten neben den risikofreien Hauptinhaltsstoffen Ruberythrinsäure, Pseudopurpurin und Rubiadin in Spuren bis zu geringen Mengen das 1,3-Dihydroxyanthrachinon-Derivat *Lucidin*. Diese Verbindung erwies sich in verschiedenen *In-vitro-Tests* (u.a. im AMES-Test) als genotoxisch. Obwohl kein einziger Hinweis oder gar ein konkreter Fallbericht existiert, daß eine mutagene Wirkung auch beim Menschen beobachtet werden konnte, hat sich aus Gründen der Nutzen-Risiko-Abwägung die Kommission E zu einer nachträglichen Negativ-Monographie für Rubiae tinctorum radix entschieden. Wichtige Gründe für die Entscheidung waren vor allem die lange Anwendungsdauer, die für eine erfolgreiche Litholyse notwendig ist sowie die relativ »enge« Wirksamkeit bei nur Kalziumoxalat- und Kalziumphosphatsteinen. Auch wenn man für diese Entscheidung Verständnis aufbringen kann, so bedeutet sie dennoch einen Verlust für die Phytotherapie, da es für die Färberkrappwurzel aus dem Bereich der Arzneipflanzen keinen Ersatz gibt.

Behandlungsmöglichkeiten der Urolithiasis

Da der Färberkrapp aufgrund der oben genannten Nutzen-Risiko-Abschätzung der Phytotherapie in Zukunft nicht mehr zur Verfügung stehen wird, sollen hier andere Behandlungsmöglichkeiten des Harnsteinleidens wenigstens kurz angesprochen werden.
Unabhängig von der chemischen Zusammensetzung der Steine muß in erster Linie für eine *Harndilution* gesorgt werden, wodurch die Bildung von Konkrementen erschwert wird. Dies ist insbesondere für die Rezidivprophylaxe wichtig (ohne Behandlung erleiden ca. 50 % der Harnsteinpatienten ein Rezidiv). Herzgesunde sollten drei Liter Flüssigkeit oder sogar mehr am Tag trinken. Dabei spielt die »Durchspülungstherapie« mit pharmazeutisch qualifizierten »Blasen- und Nierentees« eine wichtige Rolle. Diese Tees bestehen aus aquaretisch, antiphlogistisch, bakteriostatisch und zum Teil spasmolytisch wirksamen Drogen und sind deshalb keinesfalls mit einer vermehrten Flüssigkeitszufuhr in anderer Form (Mineralwasser, Schwarztee, Kaffee etc.) gleichzusetzen. Darüber hinaus kommt es aufgrund der *Basizität* dieser Tees auch zu einer verbesserten Harnsäureausscheidung.
Nicht spontan abgehende Harnkonkremente werden heute überwiegend mit der *extrakorporalen Stoßwellenlithotripsie* (ESWL) behandelt. Allerdings sind nicht alle Patienten nach einer ESWL-Behandlung völlig steinfrei, bei vielen muß die Austreibung verbleibender Steinfragmente unterstützt werden. Hierzu bewähren sich Blasen- und Nierentees (und andere Phytopräparate), die neben aquaretischen und keimhemmenden Effekten vor allem auch spasmolytische Wirkungen besitzen, ganz besonders. Als Kombinationspartner kommen für solche »Ausspültees« vor allem Extrakte aus den Früchten von *Ammi visnaga* LINNÉ (Bischofskraut, Apiaceae) in Frage.
Für die Therapie und Prophylaxe der Harnkonkremente ist die Behandlung mit Alkali-Zitrat-Gemischen von Wichtigkeit. Diese Stoffgruppe soll hier erwähnt werden, auch wenn sie nicht pflanzlichen Ursprungs ist, da sie die Übersättigung des Harns mit lithogenen Substanzen und die Kristallisationsvorgänge beeinflußt. Mit Kalium-Natrium-Hydrogenzitrat (Oxalyt-C®, Uralyt-U®) wird der Harn dosisabhängig neutralisiert oder alkalisiert. *Harnsäuresteine* entstehen im allgemeinen nur im stark sauren Urin. Wird der pH-Wert des Urins durch Gabe von Kalium-Na-

trium-Hydrogenzitrat in den schwach sauren bis neutralen Bereich verschoben, resultiert eine bessere Löslichkeit der Harnsäure. Reine Harnsäurekonkremente können durch eine orale Harnalkalisierung aufgelöst werden. Das Natrium-Kalium-Hydrogenzitrat kann aber auch eine Neubildung oder eine Größenzunahme von *Kalziumoxalatsteinen* und auch von Mischsteinen aus Kalziumoxalat/Harnsäure oder Kalziumoxalat/Kalziumphosphat verhindern.
Dies ist klinisch von Bedeutung, da 60–70 % aller Harnkonkremente Kalziumoxalatsteine sind und viele Steinträger zu Rezidiven neigen.

Bewährte Fertigarzneimittel
Oxalyt-C®-Granulat (gegen Kalziumoxalat- und -phosphatsteine, auch bei Mischsteinen), Uralyt-U®-Granulat (gegen Harnsäuresteine und zur unterstützenden Behandlung von Cystinsteinen).

Literatur

1. Achilles, W., Ch. Schalk und D. Schulze: Untersuchungen zum kinetischen und thermodynamischen Einfluß von Zitrat auf das Kristallwachstum von Kalziumoxalat im Harn. Fortschr. Urol. Nephrol. 26 (1988) 141
2. Butz, M.: Zitrat und Kalziumurolithiasis. Perimed, Erlangen 1989
3. Butz, M., A. Rost und H. J. Dulce: Neue Aspekte zur Oxalatsteinprophylaxe: Vermehrte Zitratausscheidung im Harn durch Uralyt-U®. Therapiewoche 31 (1981) 1318
4. Gasser, G. und W. Vahlensieck (Hrsg.): Fortschritte der Urologie und Nephrologie – Supplement zu Band 14 – Pathogenese und Klinik der Harnsteine VII. Dietrich Steinkopff, Darmstadt 1979
5. Hesse, A. und D. Bach: Harnsteine – Pathobiochemie und klinisch-chemische Diagnostik. Thieme, Stuttgart 1982
6. Hesse, A., A. Strenge, D. Bach und W. Vahlensieck: Arzneitees in der Harnsteinprophylaxe – Wirkung von Solubitrat® auf die Ausscheidung von lithogenen und inhibitorischen Substanzen. Münch. med. Wschr. 13 (1981) 521
7. Janssen, H., B. Patz und L. Wackerle: Untersuchungen zur Wirksamkeit und Verträglichkeit von Uro-Fink® Filtertee. Therapiewoche 37 (1987) 709
8. Poginsky, B., J. Westendorf, L. Kraus und H. Marquardt: Detection of lucidin, a genotoxic principle in root extracts of Rubia tinctorum and the conversion of its ethyl ether during ethanol extraction. Pharm. Weekbl. (Sci) 9 (1987) 242
9. Robertson, W. G. und M. Peacock: Pathogenesis of Urolithiasis. In: Urolithiasis, Etiology – Pathogenesis, hrsg. von J. H. Schneider. Handbook of Urology Vol. 17/1. Springer, Heidelberg – New York – Tokyo 1985
10. Schilcher, H.: Adnexerkrankungen des Mannes und der Frau und Urolithiasis. Urologe (B) 28 (1988) 90–95
11. Schwille, P. O., G. Rümenapf, R. Köhler und F. Sörgel: Effects of acute oral sodium potassium citrate load in healthy males – outlook for treatment of patients with calcium-containing renal stones. Urol. Int. 42 (1987) 81–88
12. Weiß, R. F.: Lehrbuch der Phytotherapie. 7. Aufl. Hippokrates, Stuttgart 1991
13. Westendorf, J. und W. Vahlensieck: Spasmolytische Einflüsse des pflanzlichen Kombinationspräparates Urol® auf die isolierte Rattenharnblase. Therapiewoche 33 (1983) 936

Anhang

Pflanzen von A–Z

Monographien der Kommission E

Pflanzen, für die noch keine Monographien der Kommission E existieren

Bergeniae folium	(Tschagorischer Tee)	*S. 53*
Echinaceae angustifoliae herba	(Kraut des Schmalblättrigen Sonnenhuts)	*S. 111*
Epilobii angustifolium herba	(Kraut des Schmalblättrigen Weidenröschens)	*Abb. 24, S. 127*
Epilobii parviflorum herba	(Kraut des Kleinblütigen Weidenröschens)	*Abb. 25, S. 127*
Pollinis siccum extractum	(Roggenpollenextrakt)	*S. 89*
Genistae tinctoriae herba	(Färberginsterkraut)	*Abb. 26, S. 127*
Hypoxis rooperi radix	(Hypoxis-rooperi-Wurzel)	*S. 80*
Piri communis folium	(Birnenblätter)	*S. 46*
Rhois aromaticae radicis cortex	(Gewürzsumachwurzelrinde)	*Abb. 23, S. 127*
Ribis nigri folium	(Schwarze Johannisbeerblätter)	*S. 36*
Tropaeoli herba	(Kapuzinerkressenkraut)	*Abb. 27, S. 128*
Vitis idaeae folium	(Preiselbeerblätter)	*Abb. 28, S. 128*

Alphabetische Liste der Arzneipflanzen und ihrer Indikationen (I) = innerlich; (Ä) = äußerlich

Monographie	Indikationen
Armoraciae rusticanae radix	Katarrhe der Luftwege, unterstützende Therapie bei Infekten der ableitenden Harnwege (I), hyperämisierende Behandlung bei leichten Muskelschmerzen (Ä)
Betulae folium	zur Durchspülung bei bakteriellen und entzündlichen Erkrankungen der ableitenden Harnwege und bei Nierengrieß, zur unterstützenden Behandlung rheumatischer Beschwerden
Cucurbitae peponis semen	Reizblase, Miktionsbeschwerden bei Prostataadenom Stadium I bis II, Hinweis: bessert nur die Beschwerden der Prostatavergrößerung ohne sie zu beheben
Echinaceae purpureae herba	unterstützende Behandlung rezidivierender Infekte im Bereich der Atemwege und der ableitenden Harnwege (I), schlecht heilende, oberflächliche Wunden (Ä)
Equiseti herba	posttraumatisches und statisches Ödem (I), zur Durchspülung bei bakteriellen und entzündlichen Erkrankungen der ableitenden Harnwege und bei Nierengrieß (I), unterstützend bei schlecht heilenden Wunden (Ä)

Alphabetische Liste der Arzneipflanzen und ihrer Indikationen (I) = innerlich; (Ä) = äußerlich (Fortsetzung)

Monographie	Indikationen
Graminis rhizoma	zur Durchspülung bei entzündlichen Erkrankungen der ableitenden Harnwege und zur Vorbeugung bei Nierengrieß
Hyperici herba	psychovegetative Störungen (I), nervöse Unruhe (I), depressive Verstimmungszustände (I), Angst (I), dyspeptische Beschwerden (ölige Zubereitung) (I), Verletzungen (Ä), Myalgien (Ä), Verbrennungen 1. Grades (Ä)
Juniperi fructus	dyspeptische Beschwerden
Levistici radix	zur Durchspülung bei entzündlichen Erkrankungen der ableitenden Harnwege, Durchspülungstherapie zur Vorbeugung von Nierengrieß
Lupuli strobulus	Unruhe, Angstzustände, Schlafstörungen
Nasturtii herba	Katarrhe der Luftwege
Ononidis radix	zur Durchspülung bei entzündlichen Erkrankungen der ableitenden Harnwege, als Durchspülung zur Vorbeugung und Behandlung von Nierengrieß
Orthosiphonis folium	zur Durchspülung bei bakteriellen und entzündlichen Erkrankungen der ableitenden Harnwege und bei Nierengrieß
Petroselini herba/-radix	zur Durchspülung bei Erkrankungen der ableitenden Harnwege, Durchspülungstherapie zur Vorbeugung und Behandlung von Nierengrieß
Phaseoli fructus sine semine	zur unterstützenden Behandlung dysurischer Beschwerden
Piperis methystici rhizoma (Kava-Kava)	nervöse Angst-, Spannungs- und Unruhezustände
Rubiae tinctorum radix	unterstützende Behandlung und Rezidivprophylaxe bei Erkrankungen durch Kalziumhaltige Steine im Bereich der Harnwege
Sabal fructus	Miktionsbeschwerden bei benigner Prostatahyperplasie Stadium I bis II, Hinweis: bessert nur die Beschwerden der Prostatavergrößerung, ohne sie zu beheben
Santali albi lignum	zur unterstützenden Therapie bei Infekten der ableitenden Harnwege
Scopoliae rhizoma	Spasmen im GIT-Trakt, der Gallengänge, der ableitenden Harnwege bei Erwachsenen und Schulkindern

Alphabetische Liste der Arzneipflanzen und ihrer Indikationen (I) = innerlich; (Ä) = äußerlich (Fortsetzung)

Monographie	Indikationen
Solidago	zur Durchspülung bei entzündlichen Erkrankungen der ableitenden Harnwege, Harnsteine, Nierengrieß, zur vorbeugenden Behandlung bei Harnsteinen und Nierengrieß
Taraxaci radix cum herba	Störungen des Gallenflusses, Anregung der Diurese, Appetitlosigkeit, dyspeptische Beschwerden
Urticae herba, Urticae folium	zur unterstützenden Behandlung rheumatischer Beschwerden, zur Durchspülung bei entzündlichen Erkrankungen der ableitenden Harnwege (I), als Durchspülung zur Vorbeugung und Behandlung von Nierengrieß (I)
Urticae radix	Miktionsbeschwerden bei Prostataadenom Stadium I bis II, Hinweis: bessert nur die Beschwerden der Prostatavergrößerung ohne sie zu beheben
Uvae ursi folium	entzündliche Erkrankungen der ableitenden Harnwege
Valerianae radix	Unruhezustände, nervös bedingte Einschlafstörungen

Alphabetische Liste der Arzneipflanzen und ihrer Wirkungen

Monographie	Wirkungen
Armoraciae rusticanae radix	antimikrobiell, hyperämisierend
Betulae folium	diuretisch
Cucurbitae peponis semen	für die klinisch und empirisch gefundene Wirksamkeit fehlen mangels geeigneter Modelle entsprechende pharmakologische Prüfungen; Untersuchungen an Zellkulturen zeigten eine Proliferationshemmung
Echinaceae purpureae herba	immunbiologische Wirkung beim Menschen und im Tierversuch, Steigerung der Zahl der weißen Blutkörperchen und der Milzzellen, Aktivierung der Phagozytoseleistung menschlicher Granulozyten, fiebererzeugend
Equiseti herba	schwach diuretisch
Graminis rhizoma	antimikrobiell (das ätherische Öl)

Alphabetische Liste der Arzneipflanzen und ihrer Wirkungen (Fortsetzung)

Monographie	Wirkungen
Hyperici herba	antidepressiv, MAO-hemmend, antiphlogistisch (ölige Zubereitung)
Juniperi fructus	diuretisch (vermehrte Harnausscheidung), Wirkung auf die Kontraktion der glatten Muskulatur
Levistici radix	spasmolytisch (ätherisches Öl mit Ligustilid)
Lupuli strobulus	beruhigend, schlaffördernd
Nasturtii herba	antimikrobiell
Ononidis radix	diuretisch
Orthosiphonis folium	diuretisch, schwach spasmolytisch
Petroselini herba/-radix	diuretisch
Phaseoli fructus sine semine	diuretisch (schwach)
Piperis methystici rhizoma (Kava-Kava)	anxiolytisch, narkosepotenzierend, sedierend, antikonvulsiv, spasmolytisch, zentral muskelrelaxierend (im Tierexperiment)
Rubiae tinctorum radix	Hemmung der Kalziumphosphat- und Kalziumoxalatkristallisation, Korrosion kalziumhaltiger Harnsteine
Sabal fructus	antiandrogen (Hexanextrakt), antiexsudativ (wässeriger Extrakt)
Santali albi lignum	antibakteriell, spasmolytisch
Scopoliae rhizoma	parasympatholytisch, anticholinerg (vorwiegend muscarinerg), spasmolytisch im GIT-Trakt, Auflösung von Zuständen zentralnervös bedingtem muskulärem Tremor, positiv chronotrop, positiv dromotrop
Solidago	diuretisch, schwach spasmolytisch, antiphlogistisch
Taraxaci radix cum herba	choleretisch, diuretisch, appetitanregend
Urticae herba, Urticae folium	diuretisch
Urticae radix	Erhöhung des Miktionsvolumens und des maximalen Harnflusses, Erniedrigung der Restharnmenge
Uvae ursi folium	bakteriostatisch (in alkalischem [pH 8] Harn)
Valerianae radix	beruhigend, die Schlafbereitschaft fördernd

Armoraciae rusticanae radix (Meerrettichwurzel)

Bezeichnung des Arzneimittels. Armoraciae rusticanae radix, Meerrettichwurzel.

Bestandteile des Arzneimittels. Meerrettichwurzel, bestehend aus der frischen oder getrockneten Wurzel von *Armoracia rusticana* PH. GAERTNER, B. MEYER et SCHERBIUS (Synonym: *Cochlearia armoracia* LINNÉ) sowie deren Zubereitungen in wirksamer Dosierung.
Die Droge enthält Senföl und Senfölglykoside.

Anwendungsgebiete. *Bei Einnahme:* Katarrhe der Luftwege; unterstützende Therapie bei Infekten der ableitenden Harnwege.
Äußere Anwendung: Katarrhe der Luftwege; hyperämisierende Behandlung bei leichten Muskelschmerzen.

Gegenanzeigen. *Bei Einnahme:* Magen- und Darmulzera; Nephritiden; Keine Anwendung bei Kindern unter 4 Jahren.

Nebenwirkungen. *Bei Einnahme:* Magen-Darm-Beschwerden.

Wechselwirkungen mit anderen Mitteln. Keine bekannt.

Dosierung. Soweit nicht anders verordnet:
Einnahme: mittlere Tagesdosis 20 g frische Wurzel; Zubereitungen entsprechend.
Äußere Anwendung: Zubereitungen entsprechend maximal 2 % Senföle.

Art der Anwendung. Frische oder getrocknete zerkleinerte Droge, Frischpflanzenpreßsaft, sowie andere galenische Zubereitungen zum Einnehmen oder zur äußeren Anwendung.

Wirkungen. Antimikrobiell, hyperämisierend.

Avenae herba (Haferkraut)

Bezeichnung des Arzneimittels. Avenae herba, Haferkraut.

Bestandteile des Arzneimittels. Haferkraut, bestehend aus den frischen oder getrockneten, zur Blütezeit geernteten, oberirdischen Teilen von *Avena sativa* LINNÉ sowie deren Zubereitungen.

Anwendungsgebiete. Haferkrautzubereitungen werden bei akuten und chronischen Angst-, Spannungs- und Erregungszuständen, neurasthenischem und pseudoneurasthenischem Syndrom, Hauterkrankungen, Bindegewebsschwäche, Blasenschwäche sowie als Aufbau- und Kräftigungsmittel angewendet.
In Kombinationen werden Haferkrautzubereitungen zusätzlich bei Erkrankungen und Beschwerden des Herz-Kreislauf-Systems und der Atemwege, bei Stoffwechselerkrankungen und -störungen, Alterserkrankungen und -beschwerden, verschiedenen Anämieformen, Hyperthyreose, Neuralgien und Neuritiden, ferner bei Blutergüssen, Muskelzerrungen, Sexualstörungen, Tabakabusus, Krämpfen sowie als Laktagogum und leistungssteigerndes Mittel angewendet.
Die Wirksamkeit bei den beanspruchten Anwendungsgebieten ist nicht belegt.

Risiken. Keine bekannt.

Bewertung. Da die Wirksamkeit von Haferkrautzubereitungen nicht belegt ist, kann eine therapeutische Anwendung nicht befürwortet werden.

Barosmae folium (Buccoblätter)

Bezeichnung des Arzneimittels. Barosmae folium, Buccoblätter.

Bestandteile des Arzneimittels. Buccoblätter, bestehend aus den getrockneten Laubblättern von *Barosma betulina* BARTL, sowie deren Zubereitungen.

Anwendungsgebiete. Buccoblätter werden angewandt bei Entzündungen und Infektionen der Nieren und der Harnwege, bei Reizblase, als Harnwegsdesinfiziens und als Diuretikum.
Die Wirksamkeit bei den beanspruchten Indikationsgebieten ist nicht ausreichend belegt.

Risiken. Buccoblätter enthalten ätherisches Öl mit Diosphenol und Pulegon, das zu Reizerscheinungen führen kann.

Berichte über Vergiftungsfälle liegen nicht vor.

Beurteilung. Aufgrund der bei den beanspruchten Anwendungsgebieten nicht belegten Wirksamkeit kann die Anwendung von Buccoblättern nicht befürwortet werden.
Gegen die Verwendung als Geruchs- oder Geschmackskorrigens in Teemischungen bestehen keine Bedenken.

Betulae folium (Birkenblätter)
Abb. 1

Bezeichnung des Arzneimittels. Betulae folium, Birkenblätter.

Bestandteile des Arzneimittels. Birkenblätter, bestehend aus den frischen oder getrockneten Laubblättern von *Betula pendula* ROTH (Synonym: *Betula verrucosa* EHRHART), von *Betula pubescens* EHRHART oder von beiden Arten sowie deren Zubereitungen in wirksamer Dosierung.
Die Droge enthält mindestens 1,5 Prozent Flavonoide, berechnet als Hyperosid und bezogen auf die getrocknete Droge. Neben den Flavonoiden enthält die Droge ferner Saponine, Gerbstoffe und ätherisches Öl.

Anwendungsgebiete. Zur Durchspülung bei bakteriellen und entzündlichen Erkrankungen der ableitenden Harnwege und bei Nierengrieß; zur unterstützenden Behandlung rheumatischer Beschwerden.

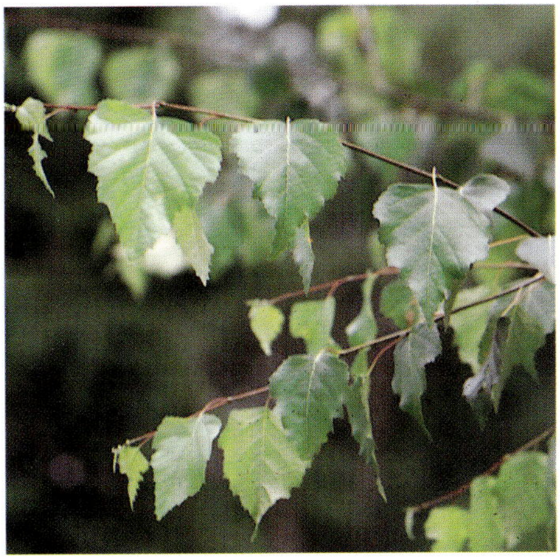

Abb. 1 Blätter von Betula pendula L. zur Gewinnung der Birkenblätter (Betulae folium DAB 10)

Gegenanzeigen. Keine bekannt.
Hinweis: Keine Durchspülungstherapie bei Ödemen infolge eingeschränkter Herz-oder Nierentätigkeit.

Nebenwirkungen. Keine bekannt.

Wechselwirkungen mit anderen Mitteln. Keine bekannt.

Dosierung. Soweit nicht anders verordnet: mittlere Tagesdosis mehrmals täglich 2,0–3,0 g Droge; Zubereitungen entsprechend.

Art der Anwendung. Zerkleinerte Droge oder Trockenextrakte für Aufgüsse sowie andere galenische Zubereitungen und Frischpflanzenpreßsäfte zum Einnehmen.
Hinweis: Durchspülungstherapie: Auf reichliche Flüssigkeitszufuhr ist zu achten.

Wirkungen. Diuretisch.

Cacao testes (Kakaoschalen)

Bezeichnung des Arzneimittels. Cacao testes, Kakaoschalen.

Bestandteile des Arzneimittels. Kakaoschalen, bestehend aus den Samenschalen von *Theobroma cacao* LINNÉ, sowie deren Zubereitungen.

Anwendungsgebiete. Zubereitungen aus Kakaoschalen werden angewendet bei Leber-, Blasen- und Nierenleiden, Zuckerleiden, als Stärkungs- und Heilmittel, als stopfendes Mittel bei Durchfällen.
Die Wirksamkeit bei den beanspruchten Anwendungsgebieten ist nicht belegt.

Risiken. Kakao und Kakaoprodukten können allergische Reaktionen mit Hautmanifestationen und Migräne hervorrufen.

Beurteilung. Da die Wirksamkeit bei den beanspruchten Anwendungsgebieten nicht belegt ist, kann eine therapeutische Anwendung nicht empfohlen werden.

Wirkungen. Kakaoschalen können obstipierend wirken.

Methylxanthine wirken diuretisch, broncholytisch, vasodilatatorisch, verstärkend auf die Herzmuskelleistung, leicht muskelrelaxierend.

Cucurbitae peponis semen (Kürbissamen)

Abb. 2, 3

Bezeichnung des Arzneimittels. Cucurbitae peponis semen, Kürbissamen.

Bestandteile des Arzneimittels. Kürbissamen, bestehend aus den reifen, getrockneten Samen von *Cucurbita pepo* LINNÉ und Cultivars von *Cucurbita pepo* LINNÉ, sowie deren Zubereitungen in wirksamer Dosierung. Die Samen enthalten Cucurbitin, Phytosterine in freier und gebundener Form, beta- und gamma-Tocopherol sowie Mineralstoffe, darunter Selen.

Anwendungsgebiete. Reizblase, Miktionsbeschwerden bei Prostataadenom Stadium I bis II.

Gegenanzeigen. Keine bekannt.

Nebenwirkungen. Keine bekannt.

Wechselwirkungen mit anderen Mitteln. Keine bekannt.

Dosierung. Soweit nicht anders verordnet: mittlere Tagesdosis: 10 g Samen; Zubereitungen entsprechend.

Art der Anwendung. Ganze oder grob zerkleinerte Samen sowie andere galenische Zubereitungen zum Einnehmen.

Wirkungen. Für die klinisch-empirisch gefundene Wirksamkeit fehlen mangels geeigneter Modelle entsprechende pharmakologische Untersuchungen.

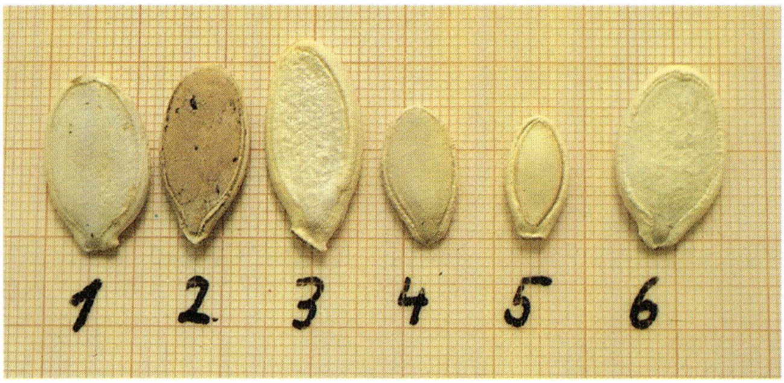

Abb. 2 »Hartschalige«, für medizinische Zwecke wenig geeignete, Kürbissamen (Cucurbitae semen)

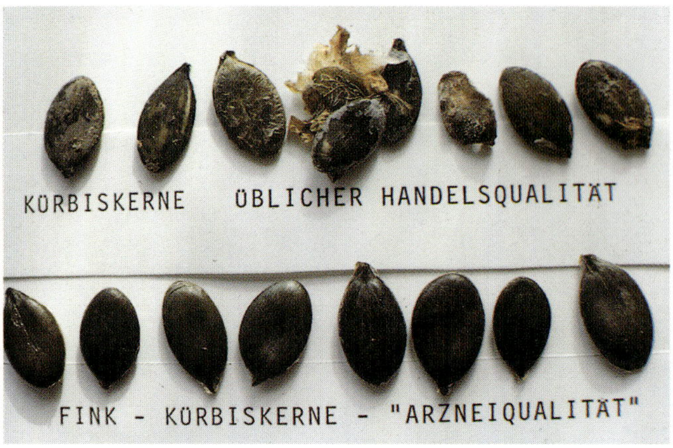

Abb. 3 »Weichschalige«, für medizinische Zwecke geeignete, Kürbissamen von der Kultursorte Cucurbita pepo LINNÉ, convar. citrullinina J. GREBENŠČIKOV, var. styriaca J. GREB., forma FINK

Echinaceae purpureae herba (Purpursonnenhutkraut)
Abb. 4, 5

Bezeichnung des Arzneimittels. Echinaceae purpureae herba. Purpursonnenhutkraut.

Bestandteile des Arzneimittels. Purpursonnenhutkraut, bestehend aus den frischen, zur Blütezeit geernteten oberirdischen Teilen von *Echinaceae purpurea* (LINNÉ) MOENCH sowie deren Zubereitungen in wirksamer Dosierung.

Anwendungsgebiete. *Innere Anwendung:* Unterstützende Behandlung rezidivierender Infekte im Bereich der Atemwege und der ableitenden Harnwege.
Äußere Anwendung: Schlecht heilende, oberflächliche Wunden.

Gegenanzeigen. *Äußere Anwendung:* Nicht bekannt.
Innere Anwendung: Progrediente Systemerkrankungen wie Tuberkulose, Leukosen, Kollagenosen, multiple Sklerose.

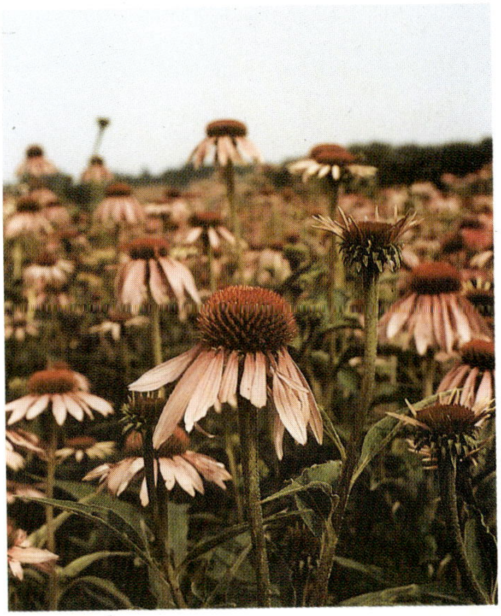

Abb. 4 Blühende Pflanze des Purpurfarbenen Sonnenhutes zur Gewinnung des Purpursonnenhutkrautes (Echinaceae purpureae herba)

Bei Neigung zu Allergien, besonders gegen Korbblütler, sowie in der Schwangerschaft keine parenterale Applikation.
Hinweis: Bei Diabetes kann sich bei parenteraler Applikation die Stoffwechsellage verschlechtern.

Nebenwirkungen. *Bei Einnahme äußerer Anwendung:* Nicht bekannt.
Bei parenteraler Anwendung: Dosisabhängig treten Schüttelfrost, kurzfristige Fieberreaktionen, Übelkeit und Erbrechen auf.
In Einzelfällen sind allergische Reaktionen vom Soforttyp möglich.

Wechselwirkungen mit anderen Mitteln. Nicht bekannt.

Dosierung. Soweit nicht anders verordnet: *Einnahme:* Tagesdosis 6–9 ml Preßsaft; Zubereitungen entsprechend.

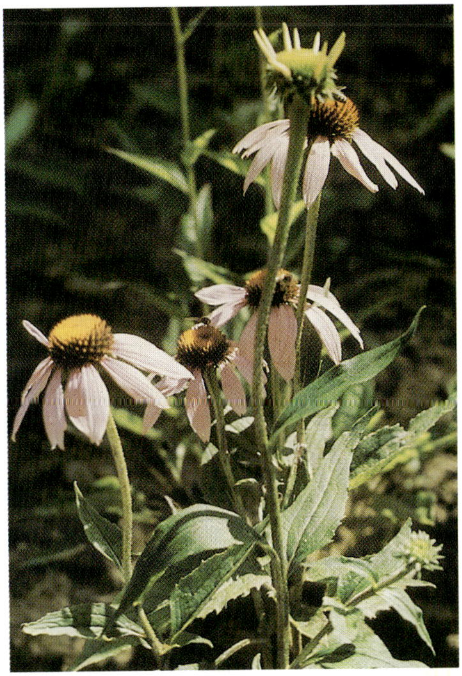

Abb. 5 Blühende Pflanze des Schmalblättrigen Sonnenhutes zur Gewinnung der Sonnenhutwurzel (Echinaceae angustifoliae radix DAB 9) und des Sonnenhutkrautes (Echinaceae angustifoliae herba). Im DAB 10 ist die Droge nicht mehr enthalten

Parenterale Anwendung: Individuell entsprechend Art und Schwere des Krankheitsbildes sowie der speziellen Eigenschaften der jeweiligen Zubereitung. Die parenterale Verabreichung erfordert, speziell bei Kindern, ein abgestuftes Dosierungsschema, das vom Hersteller der jeweiligen Zubereitung entsprechend belegt werden muß.
Äußere Anwendung: Halbfeste Zubereitungen mit mindestens 15 % Preßsaft.

Art der Anwendung. Frischpflanzensaft sowie dessen galenische Zubereitungen zur inneren sowie zur äußeren Anwendung.

Dauer der Anwendung. *Zubereitungen zur parenteralen Anwendung:* Nicht länger als 3 Wochen.
Zubereitungen zur Einnahme und äußeren Anwendung: Nicht länger als 6 Wochen.

Wirkungen. Beim Menschen und/oder im Tierversuch haben Echinacea-Zubereitungen bei parenteraler und/oder oraler Gabe eine immunbiologische Wirkung. Sie steigern u. a. die Zahl der weißen Blutkörperchen und der Milzzellen, aktivieren die Phagozytoseleistung menschlicher Granulozyten und wirken fiebererzeugend.

Equiseti herba (Schachtelhalmkraut)
Abb. 6

Bezeichnung des Arzneimittels. Equiseti herba, Schachtelhalmkraut.

Bestandteile des Arzneimittels. Schachtelhalmkraut, bestehend aus den frischen oder getrockneten, grünen, sterilen Sprossen von *Equisetum arvense* LINNÉ sowie deren Zubereitungen in wirksamer Dosierung.
Die Droge enthält Kieselsäure und Flavonoide.

Anwendungsgebiete. *Bei Einnahme:* posttraumatisches und statisches Ödem.
Zur Durchspülung bei bakteriellen und entzündlichen Erkrankungen der ableitenden Harnwege und bei Nierengrieß.
Äußere Anwendung: unterstützende Behandlung schlecht heilender Wunden.

Gegenanzeigen. Keine bekannt.

Hinweis: Keine Durchspülungstherapie bei Ödemen infolge eingeschränkter Herz- oder Nierentätigkeit.

Nebenwirkungen. Keine bekannt.

Wechselwirkungen mit anderen Mitteln. Keine bekannt.

Dosierung. Soweit nicht anders verordnet:
Innere Anwendung mittlere Tagesdosis 6 g Droge; Zubereitungen entsprechend.
Äußere Anwendung für Umschläge 10 g Droge auf 1 l Wasser.

Art der Anwendung. *Bei Einnahme:* zerkleinerte Droge für Infuse sowie andere galenische Zubereitungen zum Einnehmen.
Hinweis: Durchspülungstherapie. Auf reichliche Flüssigkeitszufuhr ist zu achten.
Äußere Anwendung: zerkleinerte Droge für Dekokte sowie andere galenische Zubereitungen.

Wirkungen. Schwach diuretisch.

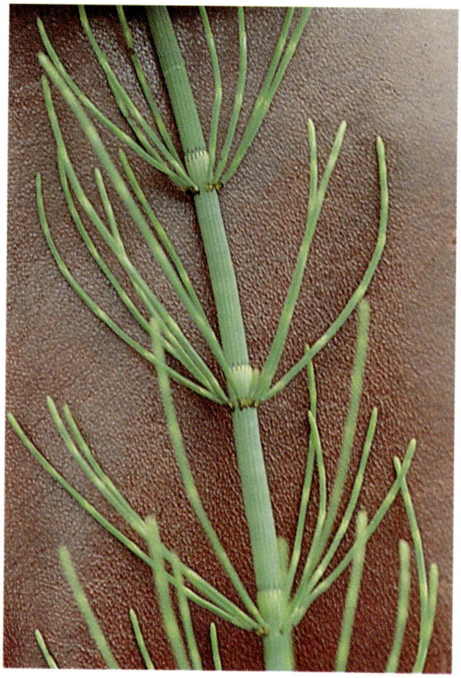

Abb. 6 Grüner, steriler Sproß von Equisetum arvense L. zur Gewinnung des Schachtelhalmkrautes (Equiseti herba DAB 10)

Graminis rhizoma (Queckenwurzelstock)

Abb. 7

Bezeichnung des Arzneimittels. Graminis rhizoma, Queckenwurzelstock.

Bestandteile des Arzneimittels. Queckenwurzelstock, bestehend aus den Rhizomen mit Wurzeln und kurzen Stengelabschnitten von *Agropyron repens* (LINNÉ) P. de BEAUVOIS, sowie dessen Zubereitungen in wirksamer Dosierung.
Die Droge enthält ätherisches Öl und Saponine.

Anwendungsgebiete. Zur Durchspülung bei entzündlichen Erkrankungen der ableitenden Harnwege und als Vorbeugung bei Nierengrieß.

Gegenanzeigen. Nicht bekannt.
Hinweis: Keine Durchspülungstherapie bei Ödemen infolge eingeschränkter Herz-oder Nierenfunktion.

Nebenwirkungen. Nicht bekannt.

Wechselwirkungen mit anderen Mitteln. Nicht bekannt.

Dosierung. Soweit nicht anders verordnet: Tagesdosis: 6–9 g Droge; Zubereitungen entsprechend.

Art der Anwendung. Zerkleinerte Droge für Abkochungen sowie andere galenische Zubereitungen zum Einnehmen.

Hinweis: Durchspülungstherapie: Auf reichliche Flüssigkeitszufuhr ist zu achten.

Wirkungen. Das ätherische Öl wirkt antimikrobiell.

Hyperici herba (Johanniskraut)

Abb. 8 (s. S. 114

Bezeichnung des Arzneimittels. Hyperici herba, Johanniskraut.

Bestandteile des Arzneimittels. Johanniskraut, bestehend aus den während der Blütezeit gesammelten Pflanzen oder getrockneten oberirdischen Teilen von *Hypericum perforatum* LINNÉ sowie deren Zubereitungen in wirksamer Dosierung.

Anwendungsgebiete. *Innerlich:* Psychovegetative Störungen, depressive Verstimmungszustände, Angst und/oder nervöse Unruhe, Ölige Hypericumzubereitungen bei dyspeptischen Beschwerden.
Äußerlich: Ölige Hypericumzubereitungen zur Behandlung und Nachbehandlung von scharfen und stumpfen Verletzungen, Myalgien und Verbrennungen 1. Grades.

Gegenanzeigen. Keine bekannt.

Nebenwirkungen. Photosensibilisierung ist möglich, insbesondere bei hellhäutigen Personen.

Wechselwirkungen. Keine bekannt.

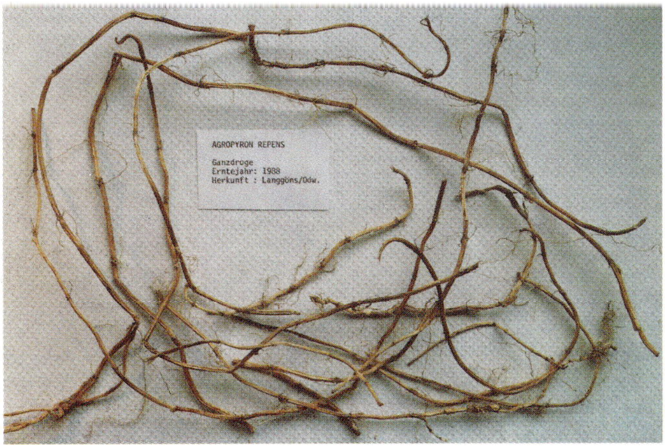

Abb. 7 Unterirdische Teile von Agropyron repens (L.) PAL. BEAUV. zur Gewinnung des Queckenwurzelstockes (Graminis rhizoma)

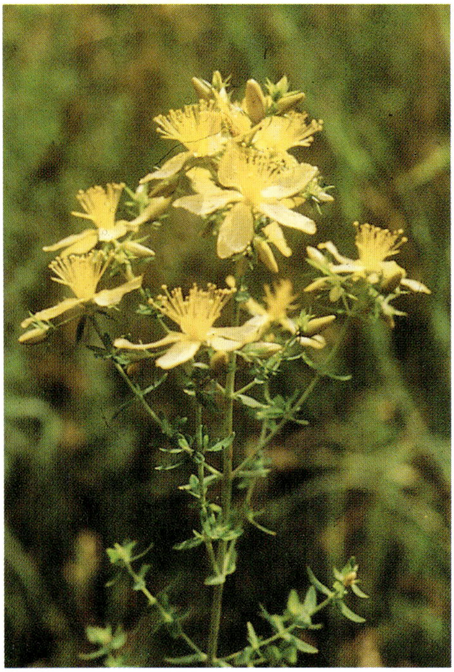

Abb. 8 Blühende Pflanze von Hypericum perforatum L. zur Gewinnung des Johanniskrautes (Hyperici herba DAC)

Dosierung. Soweit nicht anders verordnet: Mittlere Tagesdosis für *innerliche* Anwendung: 2–4 g Droge oder 0,2–1,0 mg Gesamthypericin in *anderen* Darreichungsformen.

Art der Anwendung. Geschnittene Droge, Drogenpulver, flüssige und feste Zubereitungen zur oralen Anwendung. Flüssige und halbfeste Zubereitungen zur äußerlichen Anwendung. Mit fetten Ölen hergestellte Präparationen zur äußerlichen und innerlichen Anwendung.

Wirkungen. Für die Droge und daraus hergestellte Zubereitungen liegen zahlreiche ärztliche Erfahrungsberichte vor, die für eine milde antidepressive Wirkung sprechen. Nach experimentellen Befunden ist Hypericin den Monoaminooxydasehemmern zuzurechnen. Ölige Hypericum-Zubereitungen wirken antiphlogistisch.

Juniperi fructus (Wacholderbeeren)

Abb. 9

Bezeichnung des Arzneimittels. Juniperi fructus, Wacholderbeeren.

Bestandteile des Arzneimittels. Wacholderbeeren, bestehend aus den reifen, frischen oder getrockneten Beerenzapfen von *Juniperus communis* LINNÉ sowie deren Zubereitungen in wirksamer Dosierung. Sie enthalten mindestens 1 Prozent (V/G) ätherisches Öl, bezogen auf die getrocknete Droge.
Hauptbestandteile des ätherischen Öls sind: Terpenkohlenwasserstoffe wie alpha-Pinen, beta-Pinen, Myrcen, Sabinen, Thujen, Limonen. Sesquiterpenkohlenwasserstoffe wie Caryophyllen, Cadinen, Elemen, Terpenalkohole wie Terpinen-4-ol, Wacholderbeeren enthalten ferner Flavonglykoside, Gerbstoffe, Zucker, harzartige und wachsartige Bestandteile.

Anwendungsgebiete. Dyspeptische Beschwerden.

Gegenanzeigen. Schwangerschaft und entzündliche Nierenerkrankungen.

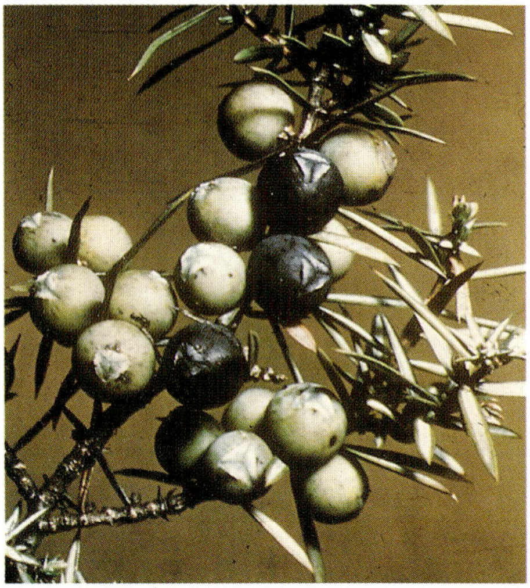

Abb. 9 Fruchtender Zweig von Juniperus communis L. zur Gewinnung der vollreifen, blauen Wacholderbeeren (Juniperi fructus)

Nebenwirkungen. Bei langdauernder Anwendung oder bei Überdosierung können Nierenschäden auftreten.

Wechselwirkungen. Keine bekannt.

Dosierung. Soweit nicht anders verordnet: Tagesdosis: 2 g bis maximal 10 g der getrockneten Wacholderbeeren, entsprechend 20 mg bis 100 mg ätherisches Öl.

Art der Anwendung. Ganze, gequetschte oder gepulverte Droge für Aufgüsse und Abkochungen, alkoholische Extrakte und weinige Auszüge. Ätherisches Öl.
Flüssige und feste Darreichungsformen ausschließlich zur oralen Anwendung.
Hinweis: Kombinationen mit anderen pflanzlichen Drogen in Blasen- und Nierentees und entsprechenden Zubereitungen können sinnvoll sein.

Wirkungen. Tierexperimentell ist eine vermehrte Harnausscheidung nachgewiesen sowie eine direkte Wirkung auf die Kontraktion der glatten Muskulatur.

Levistici radix (Liebstöckelwurzel)

Abb. 10, 11

Bezeichnung des Arzneimittels. Levistici radix, Liebstöckelwurzel.

Bestandteile des Arzneimittels. Liebstökkelwurzel, bestehend aus den getrockneten Wurzelstöcken und Wurzeln von *Levisticum officinale* KOCH, sowie deren Zubereitungen in wirksamer Dosierung.
Die Droge enthält ätherisches Öl und Cumarinderivate.

Anwendungsgebiete. Zur Durchspülung bei entzündlichen Erkrankungen der ableitenden Harnwege. Durchspülungstherapie zur Vorbeugung von Nierengrieß.

Gegenanzeigen. Zubereitungen aus Liebstöckelwurzeln sollten bei akuten entzündlichen Erkrankungen des Nierenparenchyms sowie bei eingeschränkter Nierenfunktion nicht angewendet werden.
Keine Durchspülungstherapie bei Ödemen infolge eingeschränkter Herz- oder Nierenfunktion.

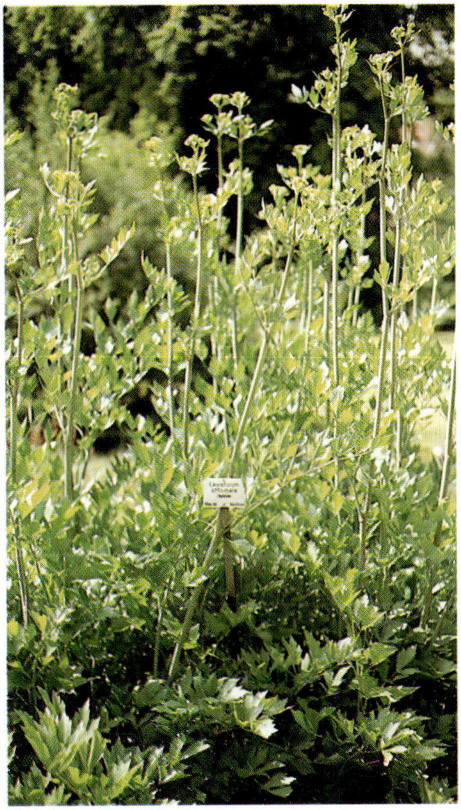

Abb. 10 Oberirdische Teile von Levisticum officinale KOCH zur Gewinnung des Liebstöckelkrautes (Levistici herba)

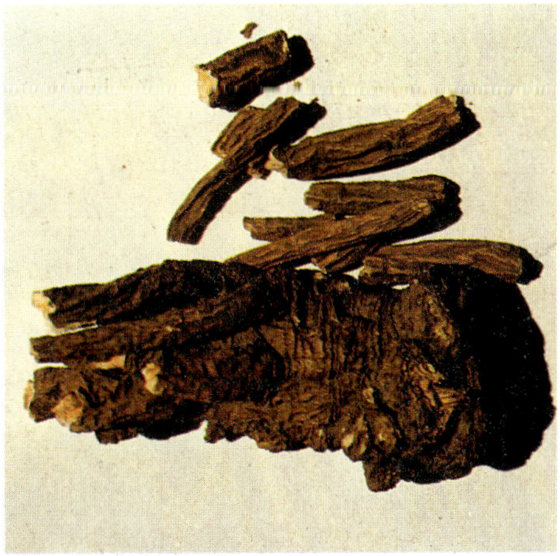

Abb. 11 Getrocknete Liebstöckelwurzel (Levistici radix)

Nebenwirkungen. Nicht bekannt.

Wechselwirkungen mit anderen Mitteln. Nicht bekannt.

Dosierung. Soweit nicht anders verordnet: Tagesdosis 4–8 g Droge; Zubereitungen entsprechend.

Art der Anwendung. Zerkleinerte Droge sowie andere galenische Zubereitungen zum Einnehmen.
Hinweis: Durchspülungstherapie: Auf reichliche Flüssigkeitszufuhr ist zu achten.
Hinweis: Bei längerer Anwendung von Liebstöckelwurzel sollte auf UV-Bestrahlung sowie intensives Sonnenbaden verzichtet werden.

Wirkungen. Das ätherische Öl mit Ligustilid wirkt spasmolytisch.

Lupuli strobulus (Hopfenzapfen)

Abb. 12, 13

Bezeichnung des Arzneimittels. Lupuli strobulus, Hopfenzapfen.

Bestandteile des Arzneimittels. Hopfenzapfen, bestehend aus den getrockneten Fruchtständen von *Humulus lupulus* LINNÉ sowie deren Zubereitungen in wirksamer Dosierung.
Die Droge enthält mindestens 0,35 Prozent (V/G) ätherisches Öl.
Weitere Bestandteile sind alpha- und beta-Bittersäuren, 2-Methyl-3-buten-ol.

Anwendungsgebiete. Befindensstörungen wie Unruhe und Angstzustände, Schlafstörungen.

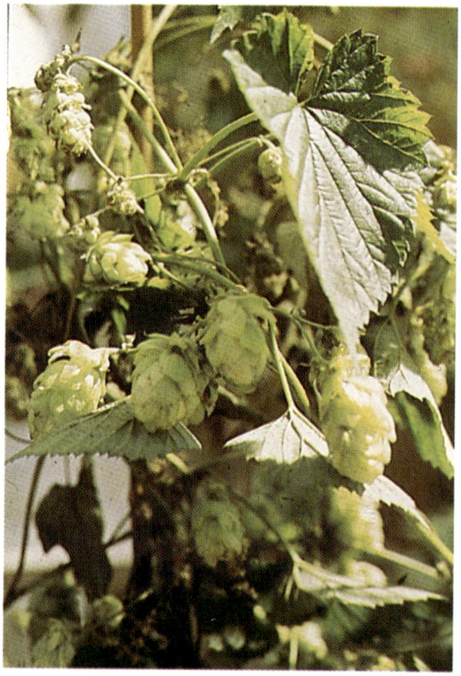

Abb. 12 Fruchtstände von Humulus lupulus L. zur Gewinnung der Hopfenzapfen (Lupuli strobulus)

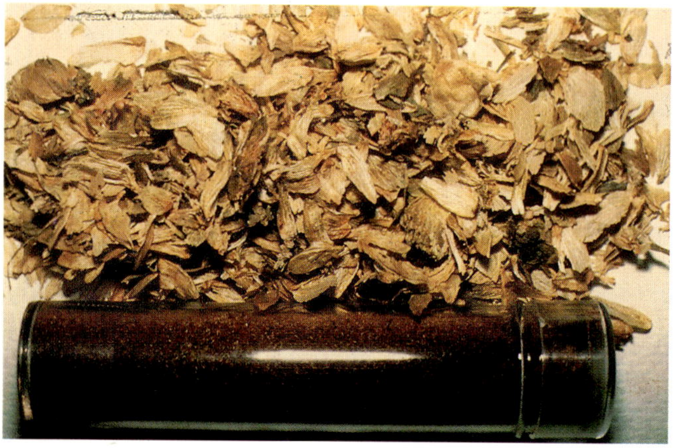

Abb. 13 Getrocknete Hopfenzapfen (Lupuli strobulus) zusammen mit gesammelten Hopfendrüsen (Lupuli glandulae)

Gegenanzeigen. Keine bekannt.

Nebenwirkungen. Keine bekannt.

Wechselwirkungen. Keine bekannt.

Dosierung. Soweit nicht anders verordnet: Einzelgabe der Droge 0,5 g.

Art der Anwendung. Geschnittene Drogen, Drogenpulver oder Trockenextraktpulver für Aufgüsse oder Abkochungen oder andere Zubereitungen. Flüssige und feste Darreichungsformen zur innerlichen Anwendung.
Hinweis: Kombinationen mit anderen sedativ wirkenden Drogen können sinnvoll sein.

Wirkungen. Beruhigend, schlaffördernd.

Nasturtii herba (Brunnenkressenkraut)

Bezeichnung des Arzneimittels. Nasturtii herba, Brunnenkressenkraut.

Bestandteile des Arzneimittels. Brunnenkressenkraut, bestehend aus den frischen oder getrockneten oberirdischen Teilen von *Nasturtium officinale* R. BROWN, sowie dessen Zubereitungen in wirksamer Dosierung. Die Droge enthält Senfölglykoside und Senföl.

Anwendungsgebiete. Katarrhe der Luftwege.

Gegenanzeigen. Magen- und Darmulzera, entzündliche Nierenerkrankungen. Keine Anwendung bei Kindern unter 4 Jahren.

Nebenwirkungen. In seltenen Fällen Magen-Darm-Beschwerden.

Wechselwirkungen mit anderen Mitteln. Keine bekannt.

Dosierung. Soweit nicht anders verordnet: Tagesdosis: 4–6 g Droge oder 20–30 g frisches Kraut oder 60–150 g Frischpflanzenpreßsaft; Zubereitungen entsprechend.

Art der Anwendung. Zerkleinerte Droge, Frischpflanzenpreßsaft sowie andere galenische Zubereitungen zum Einnehmen.

Ononidis radix (Hauhechelwurzel)
Abb. 14

Bezeichnung des Arzneimittels. Ononidis radix, Hauhechelwurzel.

Bestandteile des Arzneimittels. Hauhechelwurzel, bestehend aus den im Herbst gesammelten, getrockneten Wurzeln und Wurzelstöcken von *Ononis spinosa* LINNÉ sowie deren Zubereitungen in wirksamer Dosierung.
Die Droge enthält Isoflavonoide wie Ononin, Flavonoide und geringe Mengen ätherisches Öl.

Anwendungsgebiete. Zur Durchspülung bei entzündlichen Erkrankungen der ableitenden Harnwege. Als Durchspülung zur Vorbeugung und Behandlung von Nierengrieß.

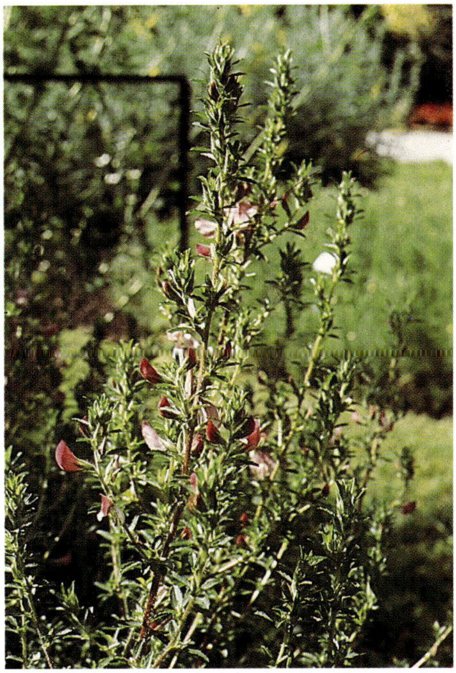

Abb. 14 Oberirdische Teile von Ononis spinosa L., der dornigen Hauhechel; vom unterirdischen Teil wird die Hauhechelwurzel (Ononidis radix) gewonnen

Gegenanzeigen. Keine bekannt.
Hinweis: Keine Durchspülungstherapie bei Ödemen infolge eingeschränkter Herz- oder Nierentätigkeit.

Nebenwirkungen. Keine bekannt.

Wechselwirkungen mit anderen Mitteln. Keine bekannt.

Dosierung. Tagesdosis: 6–12 g Droge, Zubereitungen entsprechend.

Art der Anwendung. Zerkleinerte Droge für Aufgüsse sowie andere galenische Zubereitungen zum Einnehmen.
Hinweis: Auf reichliche Flüssigkeitszufuhr ist zu achten.

Wirkungen. Diuretisch.

Orthosiphonis folium (Orthosiphonblätter)
Abb. 15

Bezeichnung des Arzneimittels. Orthosiphonis folium, Orthosiphonblätter.

Bestandteile des Arzneimittels. Orthosiphonblätter, bestehend aus den kurz vor der Blütezeit geernteten, getrockneten Laubblättern und Stengelspitzen von *Orthosiphon spicatus* (THUNBERG) BAKER (Synonym: *Orthosiphon stamineus* BENTHAM) sowie deren Zubereitungen in wirksamer Dosierung.
Die Droge enthält lipophile Flavone (u. a. Sinensetin, Scutellareintetramethylether und Eupatorin), ätherisches Öl und größere Mengen Kaliumsalze.

Anwendungsgebiete. Zur Durchspülung bei bakteriellen und entzündlichen Erkrankungen der ableitenden Harnwege und bei Nierengrieß.

Gegenanzeigen. Keine bekannt.
Hinweis: Keine Durchspülungstherapie bei Ödemen infolge eingeschränkter Herz- und Nierentätigkeit.

Nebenwirkungen. Keine bekannt.

Wechselwirkungen mit anderen Mitteln. Keine bekannt.

Dosierung. Tagesdosis: 6–12 g Droge, Zubereitungen entsprechend.

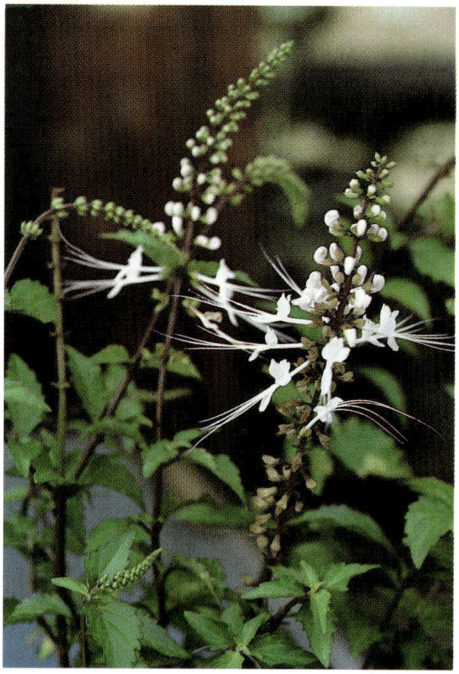

Abb. 15 Blühende Pflanze von Orthosiphon spicatus (THUNBERG) BAKER zur Gewinnung der Orthosiphonblätter (Orthosiphonis folium), syn. Indischer Nieren- und Blasentee

Art der Anwendung. Zerkleinerte Droge für Aufgüsse sowie anders galenische Zubereitungen zum Einnehmen.
Hinweis: Auf reichliche Flüssigkeitszufuhr ist zu achten.

Wirkungen. Diuretisch, schwach spasmolytisch.

Petroselini herba/-radix (Petersilienkraut/-wurzel)
Abb. 16, S. 119

Bezeichnung des Arzneimittels. Petroselini herba, Petersilienkraut. Petroselini radix, Petersilienwurzel.

Bestandteile des Arzneimittels. Petersilienkraut, bestehend aus den frischen oder getrockneten oberirdischen Teilen von *Petroselinum crispum* (MILLER) NYMAN

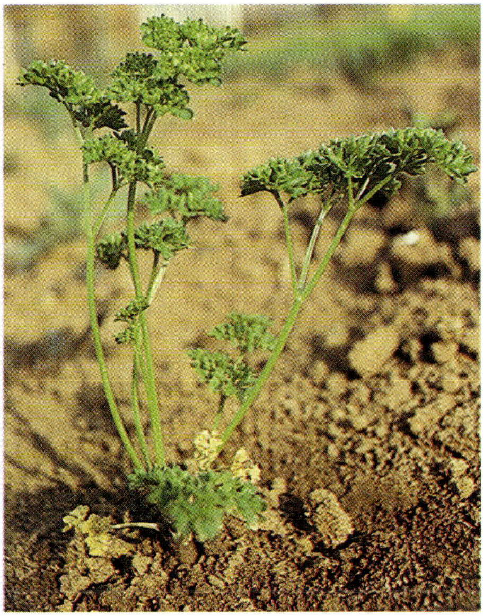

Abb. 16 Petersilienpflanze zur Gewinnung von Petersilienkraut (Petroselini herba) und Petersilienwurzel (Petroselini radix)

ex A. W. HILL sowie dessen Zubereitungen in wirksamer Dosierung.
Petersilienwurzel, bestehend aus den getrockneten unterirdischen Teilen von *Petroselinum crispum* (MILLER) NYMAN ex A. W. HILL sowie deren Zubereitungen in wirksamer Dosierung.

Anwendungsgebiete. Zur Durchspülung bei Erkrankungen der ableitenden Harnwege. Durchspülungstherapie zur Vorbeugung und Behandlung von Nierengrieß.

Gegenanzeigen. Schwangerschaft; entzündliche Nierenerkrankungen.
Hinweis: Keine Durchspülungstherapie bei Ödemen infolge eingeschränkter Herz- oder Nierentätigkeit.

Nebenwirkungen. In seltenen Fällen sind allergische Haut- oder Schleimhautreaktionen möglich.
Insbesondere bei hellhäutigen Personen sind phototoxische Reaktionen möglich.

Wechselwirkungen mit anderen Mitteln. Keine bekannt.

Dosierung. Soweit nicht anders verordnet: Tagesdosis: 6 g Droge; Zubereitungen entsprechend.

Art der Anwendung. Zerkleinerte Droge für Aufgüsse sowie andere galenische Zubereitungen mit vergleichbar geringem Gehalt an ätherischem Öl zum Einnehmen.
Hinweis: Aufgrund der Toxizität sollte isoliertes ätherisches Öl nicht verwendet werden.
Durchspülungstherapie: Auf reichliche Flüssigkeitszufuhr ist zu achten.

Phaseoli fructus sine semine (Samenfreie Gartenbohnenhülsen)

Bezeichnung des Arzneimittels. Phaseoli fructus sine semine, Samenfreie Gartenbohnenhülsen.

Bestandteile des Arzneimittels. Samenfreie Gartenbohnenhülsen, bestehend aus den getrockneten, von den Samen befreiten Hülsen von *Phaseolus vulgaris* LINNÉ sowie deren Zubereitungen in wirksamer Dosierung.
Die Droge enthält Flavonoide, Phaseolin und strukturverwandte Phytoalexine.

Anwendungsgebiete. Zur unterstützenden Behandlung dysurischer Beschwerden.

Gegenanzeigen. Keine bekannt.

Nebenwirkungen. Keine bekannt.

Wechselwirkungen mit anderen Mitteln. Keine bekannt.

Dosierung. Tagesdosis: 5–10 g Droge, Zubereitungen entsprechend.

Art der Anwendung. Zerkleinerte Droge für Abkochungen sowie andere galenische Zubereitungen zum Einnehmen.

Wirkungen. Schwach diuretisch.

Piperis methystici rhizoma (Kava-Kava-Wurzelstock)

Bezeichnung des Arzneimittels. Piperis methystici rhizoma, Kava-Kava-Wurzelstock.

Bestandteile des Arzneimittels. Kava-Kava-Wurzelstock, bestehend aus dem getrockneten Wurzelstock von *Piper methysticum* G. FORSTER, sowie dessen Zubereitungen in wirksamer Dosierung.
Die Droge enthält Kava-Pyrone.

Anwendungsgebiete. Nervöse Angst-, Spannungs- und Unruhezustände.

Gegenanzeigen. Schwangerschaft, Stillzeit, endogene Depressionen.

Nebenwirkungen. Keine bekannt.
Hinweis: Bei länger dauernder Einnahme kann es zu einer vorübergehenden Gelbfärbung der Haut und der Hautanhangsgebilde kommen. In diesem Fall ist von einer weiteren Einnahme dieses Medikaments abzusehen. In seltenen Fällen können allergische Hautreaktionen auftreten. Weiterhin werden Akkommodationsstörungen, Pupillenerweiterungen sowie Störungen des okulomotorischen Gleichgewichts beschrieben.

Wechselwirkungen mit anderen Mitteln. Eine Wirkungsverstärkung von zentral wirksamen Substanzen wie Alkohol, Barbituraten und Psychopharmaka ist möglich.

Dosierung. Soweit nicht anders verordnet: Tagesdosis: Droge und Zubereitungen entsprechend 60–120 mg Kava-Pyronen.

Art der Anwendung. Zerkleinerte Droge sowie andere galenische Zubereitungen zum Einnehmen.

Dauer der Anwendung. Ohne ärztlichen Rat nicht länger als 3 Monate.
Hinweis: Dieses Arzneimittel kann auch bei bestimmungsgemäßem Gebrauch die Sehleistung und das Reaktionsvermögen im Straßenverkehr oder bei der Bedienung von Maschinen beeinflussen.

Wirkungen. Anxiolytisch. Tierexperimentell wurde eine narkosepotenzierende (sedierende), antikonvulsive, spasmolytische und eine zentral muskelrelaxierende Wirkung beschrieben.

Rubiae tinctorum radix (Krappwurzel)

Bezeichnung des Arzneimittels. Rubiae tinctorum radix, Krappwurzel.

Bestandteile des Arzneimittels. Krappwurzel, bestehend aus den getrockneten Wurzeln von *Rubia tinctorum* LINNÉ sowie deren Zubereitungen in wirksamer Dosierung.
Die Droge enthält Hydroxyanthracenderivate wie Ruberythrinsäure.

Anwendungsgebiete. Unterstützende Behandlung und Rezidivprophylaxe bei Erkrankungen durch kalziumhaltige Steine im Bereich der Harnwege.

Gegenanzeigen. Schwangerschaft, Stillzeit.

Nebenwirkungen. Keine bekannt.
Hinweis: Bei längerer Anwendung tritt eine harmlose Rotfärbung des Urins auf.

Wechselwirkungen mit anderen Mitteln. Keine bekannt.

Dosierung. Soweit nicht anders verordnet: mittlere Tagesdosis entsprechend 30 mg Hydroxyanthracenderivate, berechnet als Ruberythrinsäure.

Art der Anwendung. Zerkleinerte Droge für Abkochungen sowie andere galenische Zubereitungen zum Einnehmen.
Hinweis: Auf reichliche Flüssigkeitszufuhr ist zu achten.

Wirkungen. Hemmung der Kalziumphosphat- und Kalziumoxalatkristallisation durch Krappwurzel, Ruberythrinsäure und Alizaringlukosid. Korrosion kalziumhaltiger Harnsteine.
Die *Positiv*-Monographie aus dem Jahre 1986 wurde aufgrund einer neueren Nutzen-Risikoabwägung im Jahre 1992 in eine *Negativ*-Monographie umgewandelt (siehe dazu S. 100).

Sabal fructus (Sägepalmenfrüchte)

Abb. 17

Bezeichnung des Arzneimittels. Sabal fructus, Sägepalmenfrüchte.

Bestandteile des Arzneimittels. Sägepalmenfrüchte, bestehend aus den reifen, getrockneten Früchten von *Serenoa repens* (BARTRAM) SMALL (synonym: *Sabal serrulata* (MICHAUX) NUTALL ex SCHULTES) sowie deren Zubereitungen in wirksamer Dosierung.
Die Droge enthält fettes Öl mit Phytosterinen und Polysaccharide.

Anwendungsgebiete. Miktionsbeschwerden bei benigner Prostatahyperplasie, Stadium I bis II.

Gegenanzeigen. Keine bekannt.

Nebenwirkungen. Selten Magenbeschwerden.

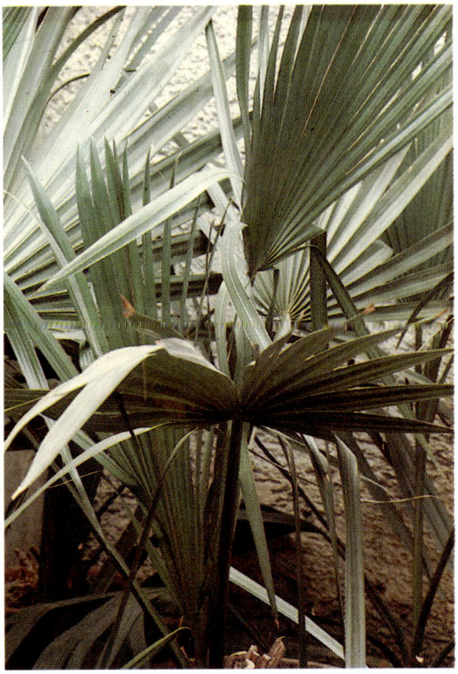

Abb. 17 Sägepalme (Stammpflanze: Serenoa repens), liefert die arzneilich genutzten Sägepalmenfrüchte (Sabal fructus)

Wechselwirkungen mit anderen Mitteln. Keine bekannt.

Dosierung. Soweit nicht anders verordnet: Tagesdosis 1–2 g Droge oder 320 mg mit lipophilen Lösungsmitteln [z. B. Hexan oder Ethanol 90 Prozent (V/V)] extrahierbare Bestandteile; andere Zubereitungen entsprechend.

Art der Anwendung. Zerkleinerte Droge sowie andere galenische Zubereitungen zum Einnehmen.

Wirkungen. Antiandrogen (Hexanextrakt); antiexsudativ (wäßriger Extrakt).

Santali albi lignum (Weißes Sandelholz)

Bezeichnung des Arzneimittels. Santali albi lignum, Weißes Sandelholz.

Bestandteile des Arzneimittels. Weißes Sandelholz, bestehend aus dem von Rinde und Splint befreiten Kernholz des Stammes und der Zweige von *Santalum album* LINNÉ sowie dessen Zubereitungen in wirksamer Dosierung.
Die Droge enthält ätherisches Öl.

Anwendungsgebiete. Zur unterstützenden Therapie bei Infekten der ableitenden Harnwege.

Gegenanzeigen. Erkrankungen des Nierenparenchyms.

Nebenwirkungen. Übelkeit, gelegentlich Hautjucken.

Wechselwirkungen mit anderen Mitteln. Keine bekannt.

Dosierung. Soweit nicht anders verordnet: Tagesdosis: 1,0–1,5 g ätherisches Öl; 10–20 g Droge; Zubereitungen entsprechend.

Art der Anwendung. Zerkleinerte Droge für Abkochungen sowie andere galenische Zubereitungen zum Einnehmen.
Hinweis: isoliertes Sandelholzöl sollte in magensaftresistenter Umhüllung verabreicht werden.

Dauer der Anwendung. Ohne Rücksprache mit dem Arzt nicht länger als 6 Wochen.

Wirkungen. Antibakteriell, spasmolytisch.

Scopoliae rhizoma (Glockenbilsenkrautwurzelstock)

Bezeichnung des Arzneimittels. Scopoliae rhizoma, Glockenbilsenkrautwurzelstock.

Bestandteile des Arzneimittels. Die getrockneten Wurzelstöcke von Scopolia carniolica JACQUIN sowie deren Zubereitungen in wirksamer Dosierung.
Die Droge enthält 0,3 bis 0,8 % Alkaloide, darunter bis 0,4 % L-Hyoscyamin und in Spuren Scopolamin.

Anwendungsgebiete. Spasmen des Magen-Darm-Kanals, der Gallengänge und der ableitenden Harnwege bei Erwachsenen und Schulkindern.

Gegenanzeigen. Engwinkelglaukom, Prostata-Adenom mit Restharn, Tachykardien, mechanische Stenosen im Bereich des Magen-Darm-Kanals, Megakolon.

Nebenwirkungen. Mundtrockenheit, Schweißverminderung, Hautrötung, Akkommodationsstörungen, Wärmestau, Tachykardie, Miktionsbeschwerden; ein Glaukomanfall kann ausgelöst werden.

Wechselwirkungen mit anderen Mitteln. Wirkungsverstärkung bei gleichzeitiger Gabe von trizyklischen Antidepressiva, Amantadin, Chinidin.

Dosierung. Soweit nicht anders verordnet: *mittlere Tagesdosis* entsprechend 0,25 mg Gesamtalkaloide, berechnet als Hyoscyamin; *maximale Einzeldosis* entsprechend 1,0 mg Gesamtalkaloide, berechnet als Hyoscyamin; *maximale Tagesdosis* entsprechend 3,0 mg Gesamtalkaloide, berechnet als Hyoscyamin.

Art der Anwendung. Geschnittene Droge, Drogenpulver sowie andere galenische Zubereitungen zum Einnehmen.

Wirkungen. Glockenbilsenkrautwurzel wirkt als Parasympathikolytikum/Anticholinergikum über eine kompetitive Antagonisierung des neuromuskulären Transmitters Acetylcholin. Dieser Antagonismus betrifft vorwiegend die muscarinähnliche Wirkung des Acetylcholins, weniger die nikotinähnlichen Wirkungen an Ganglien und der neuromuskulären Endplatte. Glokkenbilsenkrautwurzel entfaltet periphere, auf das vegetative Nervensystem und die glatte Muskulatur gerichtete sowie zentralnervöse Wirkungen. Infolge seiner parasympathikolytischen Eigenschaften bewirkt es Erschlaffung glattmuskulärer Organe und Aufhebung spastischer Zustände, vor allem im Bereich des Gastrointestinaltraktes und der Gallenwege. Zustände zentralnervös bedingten muskulären Tremors sowie muskulärer Rigidität werden gelöst. Am Herzen wirkt die Droge positiv chronotrop und dromotrop.

Solidago (Goldrute)
Abb. 18

Bezeichnung des Arzneimittels. Solidaginis virgaureae herba, Echtes Goldrutenkraut. Solidaginis herba, Goldrutenkraut.

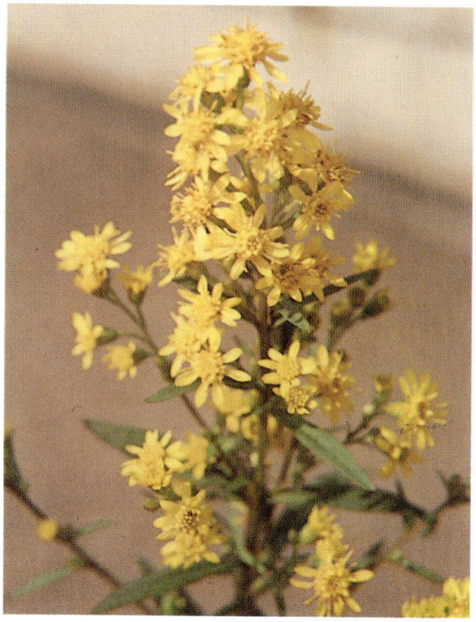

Abb. 18 Blühende Solidago virgaurea L. zur Gewinnung von Goldrutenkraut (Virgaureae herba)

Bestandteile des Arzneimittels. Echtes Goldrutenkraut, bestehend aus den während der Blüte gesammelten und schonend getrockneten oberirdischen Teilen von *Solidago virgaurea* LINNÉ sowie dessen Zubereitungen in wirksamer Dosierung.
Goldrutenkraut, bestehend aus den während der Blüte gesammelten und schonend getrockneten oberirdischen Teilen von *Solidago serotina* AITON (syn. *S. gigantea* WILLDENOW), *Solidago canadensis* LINNÉ und deren Hybriden sowie dessen Zubereitungen in wirksamer Dosierung.
Die Drogen enthalten Flavonoide, Saponine und Phenylglykoside.

Anwendungsgebiete. Zur Durchspülung bei entzündlichen Erkrankungen der ableitenden Harnwege, Harnsteinen und Nierengrieß; zur vorbeugenden Behandlung bei Harnsteinen und Nierengrieß.

Gegenanzeigen. Keine bekannt.
Hinweis: Keine Durchspülungstherapie bei Ödemen infolge eingeschränkter Herz-oder Nierentätigkeit.

Nebenwirkungen. Keine bekannt.

Wechselwirkungen mit anderen Mitteln. Keine bekannt.

Dosierung. Tagesdosis 6–12 g Droge, Zubereitungen entsprechend.

Art der Anwendung. Zerkleinerte Droge für Aufgüsse sowie andere galenische Zubereitungen zum Einnehmen.
Hinweis: Auf reichliche Flüssigkeitszufuhr ist zu achten.

Wirkungen. Diuretisch, schwach spasmolytisch, antiphlogistisch.

Taraxaci radix cum herba (Löwenzahnwurzel mit -kraut)
Abb. 19

Bezeichnung des Arzneimittels. Taraxaci radix cum herba. Löwenzahnwurzel mit -kraut.

Bestandteile des Arzneimittels. Löwenzahnwurzel mit Kraut, bestehend aus der zur Blütezeit gesammelten gesamten Pflanze von *Taraxacum officinale* G. H. WEBER ex WIGGER s.l. sowie deren Zubereitungen in wirksamer Dosierung.
Inhaltsstoffe: Bitterstoffe. Lactucopikrin (Taraxacin), Triterpenoide und Phytosterine.

Anwendungsgebiete. Störungen des Gallenflusses. Zur Anregung der Diurese. Appetitlosigkeit und dyspeptische Beschwerden.

Gegenanzeigen. Verschluß der Gallenwege, Gallenblasenempyem, Ileus. Bei Gallensteinleiden nur nach Rücksprache mit einem Arzt anzuwenden.

Nebenwirkungen. Wie bei allen bitterstoffhaltigen Drogen können superazide Magenbeschwerden auftreten.

Wechselwirkungen. Keine bekannt.

Dosierung. Soweit nicht anders verordnet:
Als Aufguß: 1 Eßlöffel der geschnittenen Droge auf 1 Tasse Wasser.
Als Abkochung: 3–4 g der geschnittenen oder gepulverten Droge auf 1 Tasse Wasser.
Als Tinktur: täglich 3 × 10–15 Tropfen.

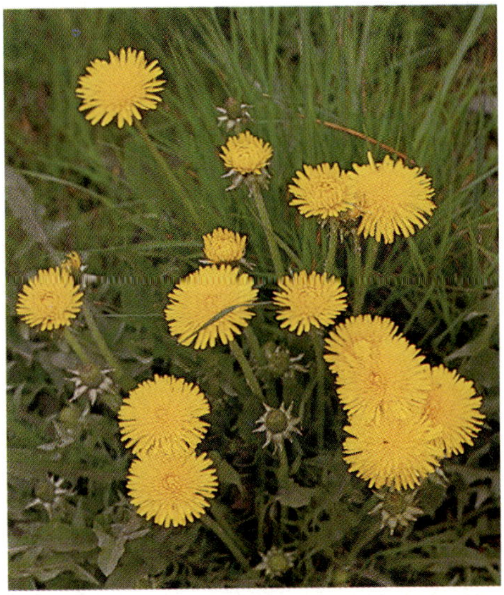

Abb. 19 Blühender Löwenzahn (Stammpflanze: Taraxacum officinale WEB.) zur Gewinnung des Löwenzahnkrautes mit Wurzeln (Taraxaci radix cum herba) und des Löwenzahnkrautes (Taraxaci herba)

Art der Anwendung. In flüssigen und festen Darreichungsformen zur oralen Anwendung.

Wirkungen. Choleretische und diuretische Wirkungen. Appetitanregende Eigenschaften.

Urticae herba (Brennesselkraut) *Abb. 20* Urticae folium (Brennesselblätter)

Bezeichnung des Arzneimittels. Urticae herba, Brennesselkraut. Urticae folium, Brennesselblätter.

Bestandteile des Arzneimittels. Brennesselkraut, bestehend aus den während der Blüte gesammelten frischen oder getrockneten oberirdischen Teilen von *Urtica dioica* LINNÉ, *Urtica urens* LINNÉ und/oder deren Hybriden sowie dessen Zubereitungen in wirksamer Dosierung.
Brennesselblätter, bestehend aus den während der Blüte gesammelten frischen oder getrockneten Blättern von *Urtica dioica* LINNÉ, *Urtica urens* LINNÉ und/oder deren Hybriden sowie Zubereitungen aus Brennesselblättern in wirksamer Dosierung.
Brennesselblätter und -kraut enthalten Mineralsalze, darunter vor allem Kalzium-und Kaliumsalze sowie Kieselsäure.

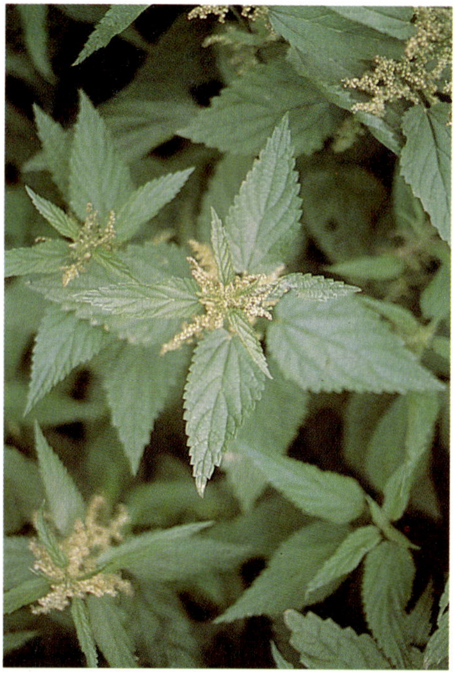

Abb. 20 Blühende Pflanze von Urtica dioica L. zur Gewinnung der Brennesselblätter (Urticae folium) und des Brennesselkrautes (Urticae herba)

Anwendungsgebiete. *Bei Einnahme und äußerer Anwendung:* Zur unterstützenden Behandlung rheumatischer Beschwerden;
Bei Einnahme: Zur Durchspülung bei entzündlichen Erkrankungen der ableitenden Harnwege. Als Durchspülung zur Vorbeugung und Behandlung von Nierengrieß.

Gegenanzeigen. Keine bekannt.
Hinweis: Keine Durchspülungstherapie bei Ödemen infolge eingeschränkter Herz- oder Nierentätigkeit.

Nebenwirkungen. Keine bekannt.

Wechselwirkungen mit anderen Mitteln. Keine bekannt.

Dosierung. Soweit nicht anders verordnet: mittlere Tagesdosis: 8–12 g Droge; Zubereitungen entsprechend.

Art der Anwendung. Zerkleinerte Droge für Aufgüsse sowie andere galenische Zubereitungen zum Einnehmen; als Brennesselspiritus zur äußeren Anwendung.
Hinweis: Durchspülungstherapie: Auf reichliche Flüssigkeitszufuhr ist zu achten.

Urticae radix (Brennesselwurzel)

Bezeichnung des Arzneimittels. Urticae radix, Brennesselwurzel.

Bestandteile des Arzneimittels. Brennesselwurzel, bestehend aus den unterirdischen Teilen von *Urtica dioica* LINNÉ, *Urtica urens* LINNÉ und/oder deren Hybriden sowie Zubereitungen aus Brennesselwurzel in wirksamer Dosierung.

Die Droge enthält 3-beta-Sitosterin in freier und glykosidisch gebundener Form sowie Scopoletin.

Anwendungsgebiete. Miktionsbeschwerden bei Prostataadenom Stadium I bis II.

Gegenanzeigen. Keine bekannt.

Nebenwirkungen. Gelegentlich leichte Magen-Darm-Beschwerden.

Wechselwirkungen mit anderen Mitteln. Keine bekannt.

Dosierung. Tagesdosis: 4–6 g Droge, Zubereitungen entsprechend.

Art der Anwendung. Zerkleinerte Droge für Aufgüsse sowie andere galenische Zubereitungen zum Einnehmen.

Wirkungen. Erhöhung des Miktionsvolumens, Erhöhung des maximalen Harnflusses, Erniedrigung der Restharnmenge.

Uvae ursi folium (Bärentraubenblätter)

Abb. 21

Bezeichnung des Arzneimittels. Uvae ursi folium, Bärentraubenblätter.

Bestandteile des Arzneimittels. Bärentraubenblätter, bestehend aus den frischen oder getrockneten Laubblättern von *Arctostaphylos uva ursi* (LINNÉ) SPRENGEL sowie deren Zubereitungen in wirksamer Dosierung. Die getrockneten Blätter enthalten mindestens 6,0 Prozent Hydrochinonderivate, berechnet als wasserfreies Arbutin und bezogen auf die wasserfreie Droge.
Neben den phenolischen Heterosiden sind Flavonoide, Gerbstoffe, organische Säuren und Monotropein in den Bärentraubenblättern enthalten.

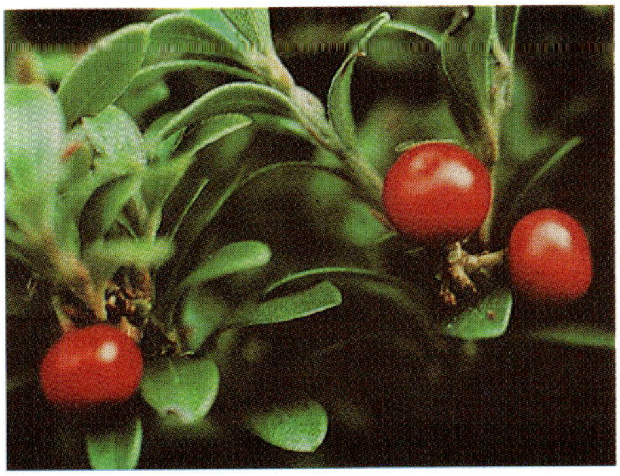

Abb. 21 Fruchtende Pflanze von Arctostaphylos uva-ursi (L.) SPRENGEL zur Gewinnung der Bärentraubenblätter (Uvae ursi folium)

Anwendungsgebiete. Entzündliche Erkrankungen der ableitenden Harnwege.

Gegenanzeigen. Keine bekannt.

Nebenwirkungen. Bei magenempfindlichen Patienten und Kindern können Übelkeit und Erbrechen auftreten.

Wechselwirkungen. Bärentraubenblätter-Zubereitungen sollen nicht zusammen mit Mitteln gegeben werden, die zur Bildung eines sauren Harns führen.

Dosierung. Soweit nicht anders verordnet: Mittlere Tagesdosis: 10 g geschnittene oder pulverisierte Droge, entsprechend 400–700 mg Arbutin auf 150 ml Wasser als Aufguß oder Kaltmazerat.
Auf Alkalisierung des Harns ist zu achten.

Art der Anwendung. Klein geschnittene Drogen, Drogenpulver oder Trockenextrakte für Aufgüsse, Kaltmazerate und feste Darreichungsformen.
Sie dienen ausschließlich zur oralen Anwendung.

Dauer der Anwendung. Ohne Rücksprache mit einem Arzt nicht für längerfristigen Gebrauch geeignet.

Wirkungen. Bakteriostatische Wirkung in alkalisch (pH 8) reagierenden Harnproben durch die im Organismus aus Arbutin entstehenden Hydrochinon-Glukuronide und Hydrochinon-Schwefelsäureester.
Das Maximum der antibakteriellen Wirkung liegt etwa 3–4 Stunden nach Gabe der Droge.

Valerianae radix (Baldrianwurzel)
Abb. 22

Bezeichnung des Arzneimittels. Valerianae radix, Baldrianwurzel.

Bestandteile des Arzneimittels. Baldrianwurzel, bestehend aus den unterirdischen frischen oder unterhalb 40 °C sorgfältig getrockneten Pflanzenteilen der Sammelart *Valeriana officinalis* LINNÉ sowie ihre Zubereitungen in wirksamer Dosierung.
Die Wurzeln enthalten ätherisches Öl mit Mono- und Sesquiterpenen (Valerensäuren).

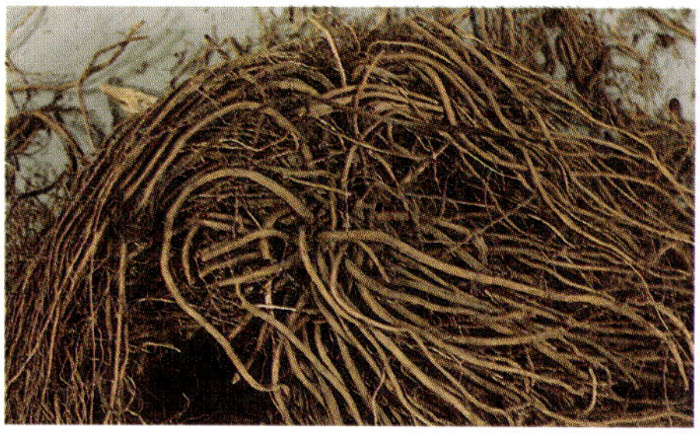

Abb. 22 Unterirdische Teile von Valeriana officinalis L., die Baldrianwurzeln (Valerianae radix DAB 10)

In den üblichen therapeutisch angewendeten Darreichungsformen (Infus, Extrakt, Fluidextrakt, Tinktur) sind die thermo- und chemolabilen genuinen Valepotriate nicht mehr enthalten.

Anwendungsgebiete. Unruhezustände, nervös bedingte Einschlafstörungen.

Gegenanzeigen. Keine bekannt.

Nebenwirkungen. Keine bekannt.

Wechselwirkungen. Keine bekannt.

Dosierung. Soweit nicht anders verordnet;
Infus: 2–3 g Droge pro Tasse ein- bis mehrmals täglich.
Tinktur: ½–1 Teelöffel voll (1–3 ml) ein- bis mehrmals täglich.
Extrakte: entsprechend 2–3 g Droge ein- bis mehrmals täglich.
Äußere Anwendung: 100 g Droge für 1 Vollbad, Zubereitungen entsprechend.

Art der Anwendung. *Innerlich:* als Pflanzenpreßsaft, Tinktur. Extrakte und andere galenische Zubereitungen.
Äußerlich: als Badezusatz.

Wirkungen. Beruhigend, die Schlafbereitschaft fördernd.

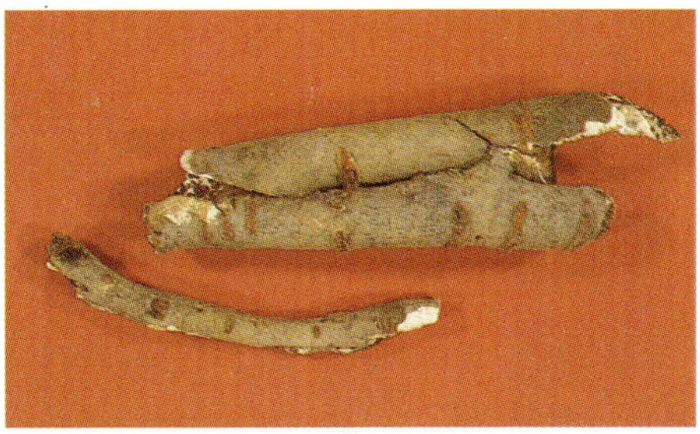

Abb. 23 Getrocknete Gewürzsumachwurzelrinde (Cortex rhois aromaticae radicis)

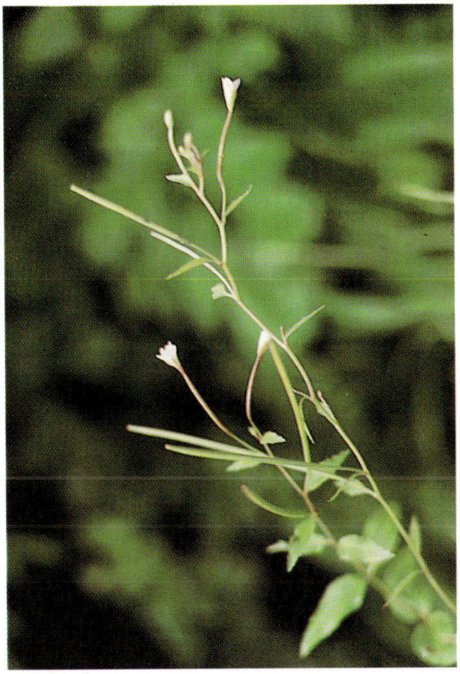

Abb. 25 Blühendes Kleinblütiges Weidenröschen (Stammpflanze: Epilobii parviflorum SCHREB.) zur Gewinnung des Kleinblütigen Weidenröschenkrautes (Epilobium parviflorum herba)

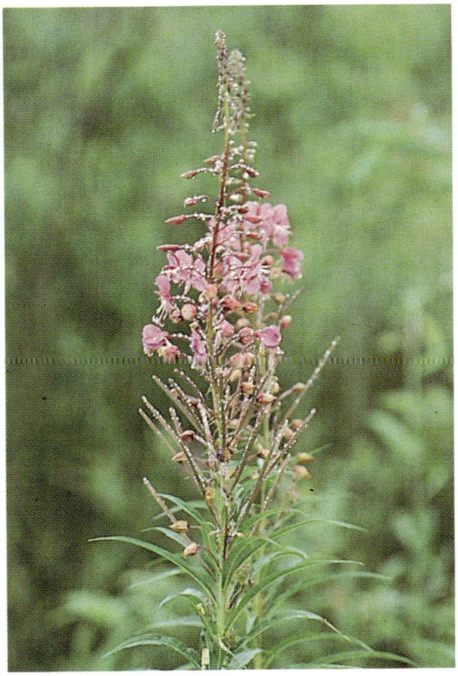

Abb. 24 Blühendes Schmalblättriges Weidenröschen (Stammpflanze: Chamaenerium angustifolium (L.) SCOP. zur Gewinnung des Weidenröschenkrautes (Epilobii angustifolium herba)

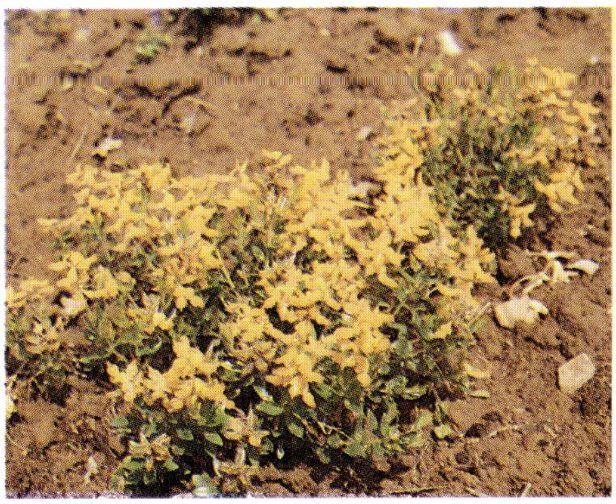

Abb. 26 Blühender Färberginster (Stammpflanze: Genista tinctoria L.) zur Gewinnung des Färberginsterkrautes (Genistae tinctoriae herba)

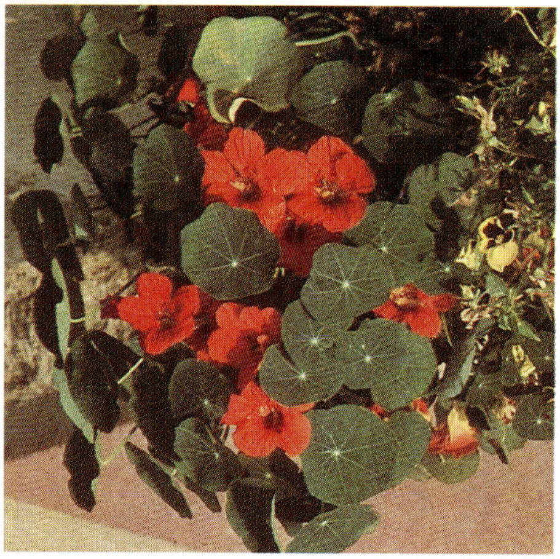

Abb. 27 Blühende Kapuzinerkresse (Stammpflanze: Tropaeolum majus L.) zur Gewinnung des Kapuzinerkressenkrautes (Tropaeoli herba) sowie zur Gewinnung des Benzylsenföles

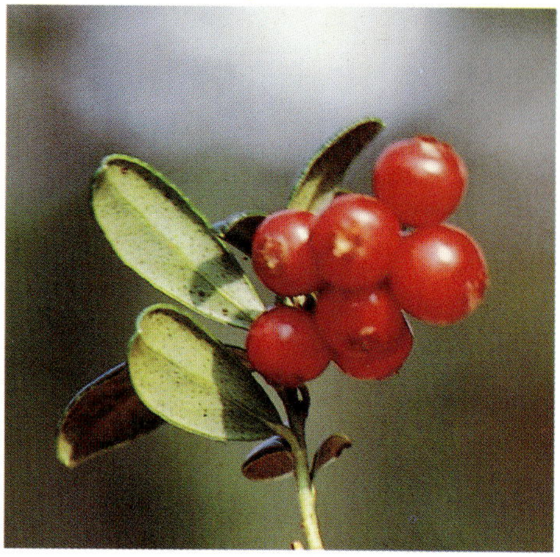

Abb. 28 Fruchtende Vaccinium vitis-idaea L. zur Gewinnung der Preiselbeerblätter (Vitis idaeae folium)

Sachverzeichnis